W0262577

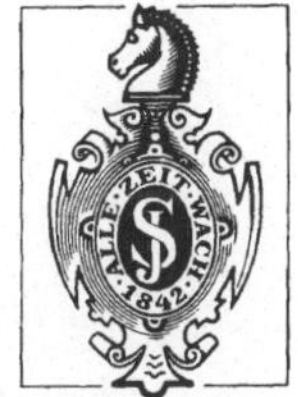

Sebastian Reichenberger

Künstliche Ernährung für Schwerkranke und Pflegebedürftige

Ein Kompendium für das Pflegepersonal

Mit 18 farbigen Abbildungen und 24 Tabellen

Springer-Verlag

Berlin Heidelberg New York
London Paris Tokyo
Hong Kong Barcelona
Budapest

Dr. Sebastian Reichenberger
Kreiskrankenhaus Burghausen
Innere Abteilung
Krankenhausstraße 1
D-84489 Burghausen

ISBN-13: 978-3-540-56918-3

Die Deutsche Bibliothek – CIP-Einheitsaufnahme
Reichenberger, Sebastian: Künstliche Ernährung für Schwerkranke und Pflegebedürftige:
ein Kompendium für das Pflegepersonal; mit 24 Tabellen / Sebastian Reichenberger. –
Berlin; Heidelberg; New York; London; Paris; Tokyo; Hong Kong; Barcelona; Budapest:
Springer, 1993
   ISBN-13: 978-3-540-56918-3   e-ISBN-13: 978-3-642-95712-3
   DOI: 10.1007/978-3-642-95712-3

Dieses Werk ist urheberrechtlich geschützt. Die dadurch begründeten Rechte, insbesondere die
der Übersetzung, des Nachdrucks, des Vortrags, der Entnahme von Abbildungen und Tabellen,
der Funksendung, der Mikroverfilmung oder der Vervielfältigung auf anderen Wegen und der
Speicherung in Datenverarbeitungsanlagen, bleiben, auch bei nur auszugsweiser Verwertung,
vorbehalten. Eine Vervielfältigung dieses Werkes oder von Teilen dieses Werkes ist auch im
Einzelfall nur in den Grenzen der gesetzlichen Bestimmungen des Urheberrechtsgesetzes der
Bundesrepublik Deutschland vom 9. September 1965 in der jeweils gültigen Fassung zulässig.
Sie ist grundsätzlich vergütungspflichtig. Zuwiderhandlungen unterliegen den Strafbestimmun-
gen des Urheberrechtsgesetzes.

© Springer-Verlag Berlin Heidelberg 1993

Die Wiedergabe von Gebrauchsnamen, Handelsnamen, Warenbezeichnungen usw. in diesem
Werk berechtigt auch ohne besondere Kennzeichnung nicht zu der Annahme, daß solche Namen
im Sinne der Warenzeichen- und Markenschutz-Gesetzgebung als frei zu betrachten wären und
daher von jedermann benutzt werden dürften.

Produkthaftung: Für Angaben über Dosierungsanweisungen und Applikationsformen kann
vom Verlag keine Gewähr übernommen werden. Derartige Angaben müssen vom jeweiligen
Anwender im Einzelfall anhand anderer Literaturstellen auf ihre Richtigkeit überprüft werden.

Umschlaggestaltung: Struve & Partner, Heidelberg
Zeichnungen: Bodentien, Neckargemünd
Satzherstellung: Elsner & Behrens GmbH, Oftersheim

23/3145-5 4 3 2 1 0 – Gedruckt auf säurefreiem Papier

Vorwort

Die Bevölkerungsstruktur der Industrieländer mit einem zunehmenden Anteil alter Menschen und die unbestreitbaren Erfolge der modernen, invasiven und aktiven Medizin erlegen uns immer häufiger die Verpflichtung auf, uns um schwerkranke und pflegebedürftige Menschen zu kümmern. Die Sorge um die richtige Ernährung solcher Patienten erweist sich als Voraussetzung jeglichen behandelnden Bemühens und als grundlegende Pflegemaßnahme und stellt eine einfache Form der menschlichen Zuwendung dar, wie man sie gerade dem – vielleicht aussichtslos – Kranken nicht verweigern darf.

Es stehen uns heute eine Reihe von Hilfen zur Verfügung, „Essen und Trinken" auch für Schwerstkranke zu gewährleisten, als – unterstützte – natürliche oder als künstliche Ernährung, mit den beiden Hauptwegen der **parenteralen Ernährung** und der **künstlichen enteralen Ernährung**. Etablierte und neue Methoden verlangen Kenntnisse zum Stoffwechsel, zur Ernährungslehre, Überblick über die technischen Möglichkeiten, profundes Wissen über zu erwartende Probleme und Schwierigkeiten – und Einfühlungsvermögen in die Nöte der Patienten und ihrer Angehörigen. In besonderer Weise betreffen all diese mit neuem Schwergewicht auf uns zukommenden Anforderungen die Pflegekräfte, die sich unmittelbar mit den Patienten und mit diesen neuen Medizintechniken befassen. Folgerichtig versteht sich dieses Buch auch als aus der Pflegeperspektive geschrieben und versucht, vor allem die Gruppe der Pflegekräfte anzusprechen.

Ernährungstherapie vollzieht sich immer als Teamarbeit im Zusammenwirken von Patienten, Ärzten, Pflegekräften in der Akutversorung und in der Langzeitpflege, der Pflege im Altenheim, der ambulanten Krankenpflege, von Diätassistentinnen/ Diätassistenten, Angehörigen und Sozialdienstellen. Und so entstand auch dies Buch aus der Teamarbeit heraus. Ich spreche in diesem Sinne meinen Dank aus an alle Weggefährten meiner Arbeit, vor allem an die Mitarbeiter des Kreiskrankenhauses Burghausen für die tatkräftige Unterstützung der täglichen Arbeit gerade bei Ernährungsproblemen und für ihre Anregungen und Anmerkungen zu diesem Kompendium. Besonders gedankt sei Herrn Oberarzt Dr. T. Miebs und Herrn Dr. V. Dubrauszky für ihre fachlichen Korrekturen, Frau I. Miebs, Krankenschwester in der ambulanten Krankenpflege, und Frau C. Wohlfahrt, Krankenschwester in der Intensivpflege, und Herrn W. Ziegler-Wohlfahrt, Krankenpfleger in der Endoskopie (beide Bad Mergentheim, Stoffwechselklinik der LVA) für die Durchsicht des Manuskripts, Frau R. Flügel, Pharmareferentin, und Frau M. Teichmann, Ernährungswissenschaftlerin, für ihre sachkundigen Anmerkungen, Frau A. Gired, Juristin, für die Hilfeleistung bei Rechtsfragen und Frau A. Dubrauszky für die Erfüllung der leidigen Aufgabe, das Manuskript auf orthographische und sprachliche Fehler hin durchzuarbeiten. Dank gebührt natürlich auch dem Springer-Verlag, vertreten durch Herrn Dr. Dr. V. Gebhardt, der die Publikation dieser Monographie ermöglichte und sich engagiert um eine ansprechende Gestaltung bemühte.

Burghausen, im Sommer 1993   Dr. Sebastian Reichenberger

Inhaltsverzeichnis

Ernährung in Gesundheit und Krankheit.
Grundlagen der Ernährungslehre

Ernährung – eine Voraussetzung des Lebens.
Leben als Stoffwechsel

Stoffwechsel als Wesensmerkmal des Lebendigen

Die Bewegung der Stoffe, ihre Aufnahme, ihr Umbau, ihr
Einbau in den Organismus, Abbau und Ausscheidung, der
fortwährende Wechsel der Substanz – der Stoffwechsel –
kennzeichnet das Leben (Abb. 1), Zufuhr, Umwandlung und
Ausscheidung entsprechen dem „Fluß des Lebens" und stehen in
einem labilen Gleichgewicht. Eine Imbalance dieses Gleichge-
wichts gefährdet den Lebensprozeß.

Stoffwechsel im Schnittpunkt von Ernährung, Atmung,
Ausscheidung und Kreislauf

Die Ernährung führt dem Organismus die benötigten Stoffe und
die Flüssigkeit, das Wasser, in dem alles Leben sich abspielt, zu.
Die Atmung stellt den Sauerstoff für die energieliefernden
Oxidationsprozesse (Verbrennungsprozesse) zur Verfügung.
Die Ausscheidungsorgane – Nieren und Darm – transportieren
Stoffwechselschlacken ab. Der Kreislauf verbindet und ver-
knüpft als Transportvehikel alle Organe und Funktionen.

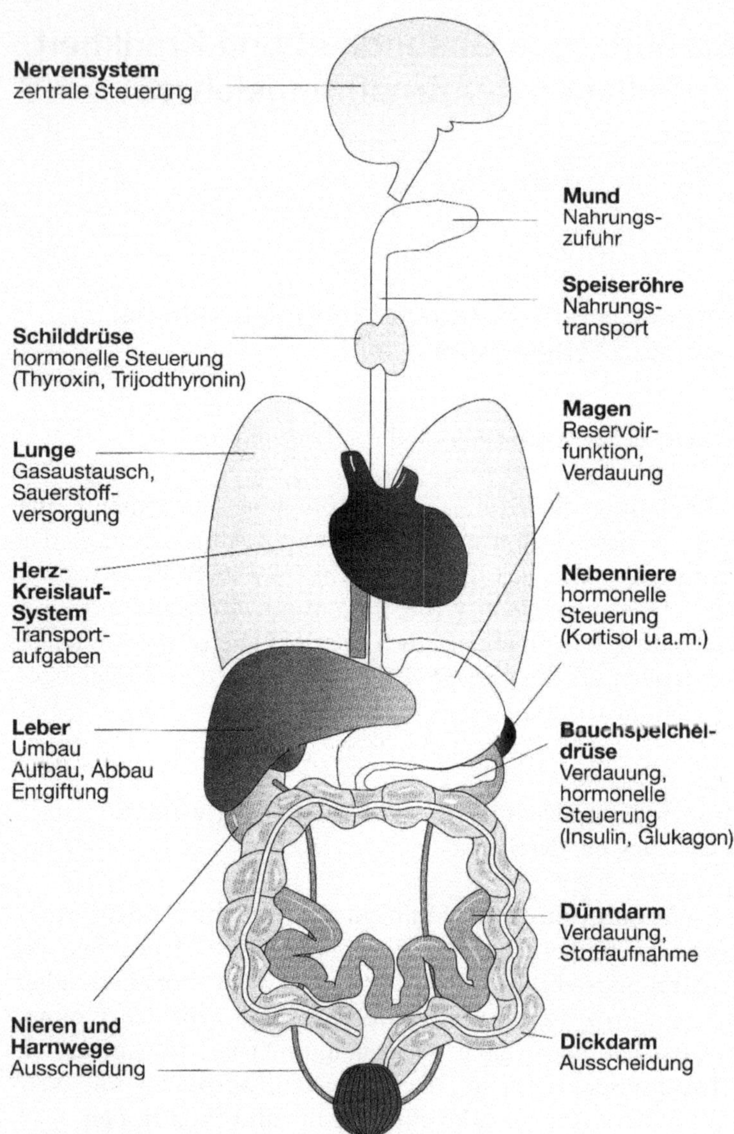

Abb. 1. Organe und ihre Aufgaben im Stoffwechsel

Stoffwechsel als Regelvorgang

Der Bauplan des Organismus, biochemische Gleichgewichte und die Steuerung durch Nervensystem und Hormone (Botenstoffe) sorgen für einen geordneten Ablauf der Stoffwechselvorgänge im Dienste des Gesamtorganismus.

Aufgaben des Stoffwechsels

Die Regelmechanismen des Stoffwechsels haben zum Ziel, jeder Zelle des Organismus ein optimales Lebensmillieu, eine bedarfsgerechte Ausstattung mit Flüssigkeit, mit Mineralstoffen, mit Spurenelementen, Vitaminen und Nährstoffen, ein günstiges Säure-Basen-Verhältnis, eine gleichmäßige „Betriebstemperatur" und eine angemessene Sauerstoffversorgung zu sichern.

Stoffwechselfunktionen:
Baustoffwechsel, Betriebsstoffwechsel,
Energiestoffwechsel

Als Hauptleistung des Stoffwechsels kann man die Umwandlung körperfremder Substanz in körpereigene, also den Aufbau des Organismus und seine ständige Erneuerung ansehen *(Baustoffwechsel)*. Untrennbar verbinden sich mit der Erneuerung der Abbau verbrauchter Substanz und die Ausschleusung von Schlackenstoffen. Letztlich läßt sich auch die Betätigung des Organismus, seine Arbeit (z. B. die Muskelarbeit), als Stoffwechselfunktion beschreiben *(Betriebsstoffwechsel)*. Alle aufbauenden oder arbeitsorientierten Stoffwechselvorgänge verbrauchen Energie. Energiegewinnung und Energiebereitstellung *(Energiestoffwechsel)* erweisen sich damit als Voraussetzung für alle anderen Stoffwechselvorgänge. Der Energiestoff-

wechsel genießt daher in kritischen Situationen, in Mangelsituationen, den Vorzug gegenüber anderen Stoffwechselpro-
zessen.

Beeinflussung des Stoffwechsels –
zentrale Bedeutung der Ernährung

Von den zahlreichen Regelvorgängen, die die Stoffwechselpro-
zesse aufeinander abstimmen, unterliegen nur wenige unserem
Einfluß: Gesundheit oder Krankheit unserer Organe – bestimmen im wesentlichen Aufnahme, Umwandlung und Ausscheidung der Stoffwechselsubstrate. Natürlich lassen sich Störungen
der Verdauungsorgane, der Herz-Kreislauf-Funktion und der
Atmung, hormonelle Defizite (wie Diabetes mellitus = Zuckerkrankheit oder Hypothyreose = Schilddrüsenunterfunktion)
und Entgleisungen (wie Hyperthyreose = Schilddrüsenüber-
funktion) oder Nierenfunktionseinschränkungen oft medizinisch behandeln, und wir verändern über die körperliche
Aktivität auch den Stoffverbrauch; den entscheidenden Einfluß
auf den Stoffwechsel aber nehmen wir über die Ernährung.

Störungen des Flüssigkeits-
und Elektrolythaushaltes (Mineralstoffhaushaltes)
und des Säure-Basen-Haushaltes

Bedeutung des Flüssigkeits-, Elektrolyt- und
Säure-Basen-Haushaltes

Alles Leben spielt sich „im Wasser" ab: Das Gesamtkörperwas-
ser macht 50 bis 60% unseres Körpergewichts aus (Abb. 2 und
3). Die Körperzellen sind nicht nur auf die Flüssigkeit an sich

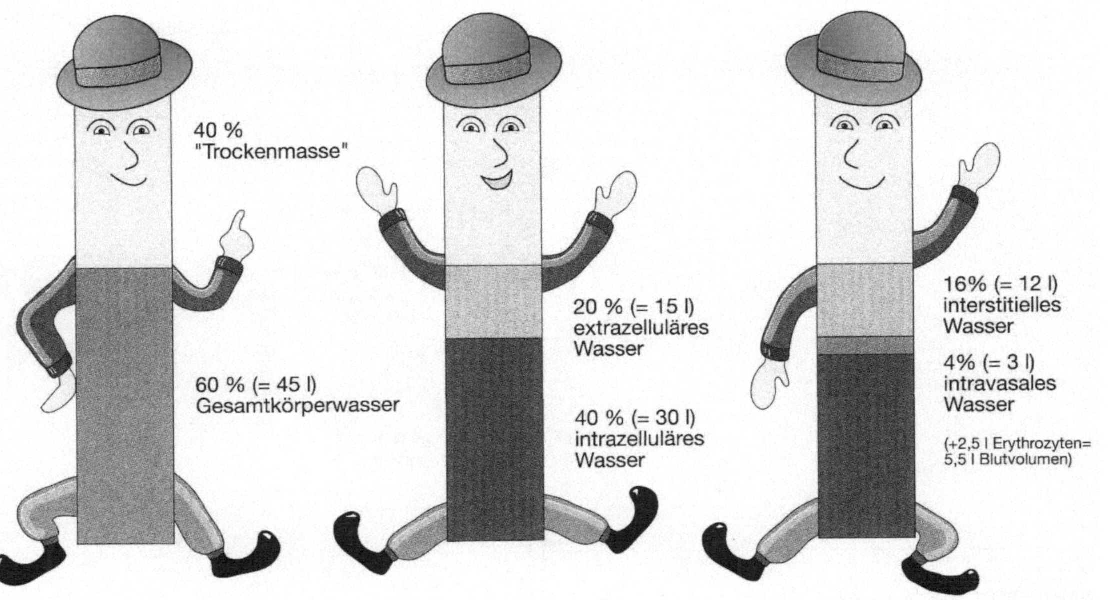

Abb. 2. Verteilung des Gesamtkörperwassers. Angaben in % der Körpermasse bzw. Literangaben bezogen auf etwa 75 kg Körpergewicht

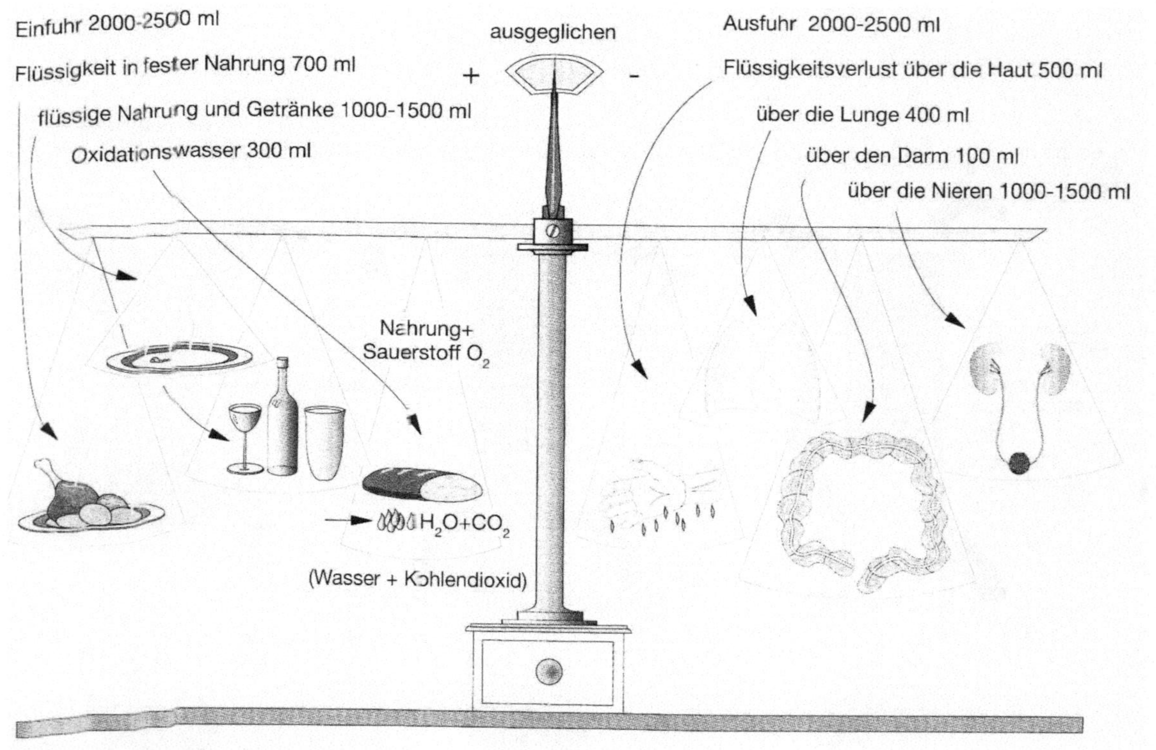

Abb. 3. Flüssigkeitsbilanz

Tabelle 1. Serumnormalwerte für den Flüssigkeits- und Elektrolythaushalt

Serumgröße	Normalwert	Klinische Bedeutung
Natrium	132–148 mmol/l	extrazelluläres Mineral
Kalium	3,7–5,5 mmol/l	Herzrhythmus
Harnstoff	10–50 mg%	Nierenfunktion
Kreatinin	0,5–1,1 mg%	Nierenfunktion

angewiesen, sondern auch auf die darin gelösten Mineralstoffe *(Elektrolyte)*. Außerhalb der Zellen (im *Extrazellulärraum*) überwiegt das *Natrium*, in den Zellen (im *Intrazellulärraum*) das *Kalium*. Neben einer korrekten Mineralstoffkonzentration benötigen die Zellen auch ein ausgeglichenes Säure-Basen-Verhältnis (Tabelle 1).

Folgen eines Flüssigkeitsdefizites

Ein Flüssigkeitsmangel läßt sich an einem Rückgang des Körpergewichts ablesen. Die Haut wirkt schlaff und faltig; die Schleimhäute erscheinen trocken. Der Blutdruck sinkt, zunächst vor allem im Stehen; der Patient fühlt sich kreislauflabil und kraftlos. Er klagt, sofern nicht zu geschwächt, über Durst. Die Urinausscheidung läßt nach bis hin zur Niereninsuffizienz (verminderte Ausscheidung von Schlackenstoffen). Als Zeichen einer Beeinträchtigung des Zentralnervensystems kommt es zu Fieber (Durstfieber), Unruhe, Verwirrung, Halluzination (Wahnvorstellung), zu Krämpfen und zum Koma (Bewußtseinsverlust; griech.: *koma* = fester Schlaf). Bei gleichzeitigem Natriummangel überwiegen die Kreislaufsymptome; bei hauptsächlichem Wassermangel stehen die Symptome des Nervensystems im Vordergrund.

Folgen einer Flüssigkeitsüberladung

Bei einer Flüssigkeitsüberladung steigt das Körpergewicht. Ödeme zeigen die Überwässerung augenfällig; Aszites (Bauchwassersucht), Rippenfellergüsse (Pleuraergüsse), Lungenstauung und Lungenödem – also Zeichen einer Herzinsuffizienz (Herzschwäche) belasten den Patienten durch zunehmende, schließlich schwerste Luftnot. Oft erhöht sich der Blutdruck. Häufig liegt eine Nierenschwäche zumindest als Teilursache vor. (Die Urinausscheidung steigt also nicht entsprechend an.) Als Belastungsreaktionen des Zentralnervensystems sind Schwäche, Appetitlosigkeit, Übelkeit und Erbrechen aufzufassen. Diese zentralen Symptome kennzeichnen vor allem die reine Überwässerung („Wasserintoxikation" = Wasservergiftung). Bei einer vorwiegenden Natriumüberladung können sogar (paradoxerweise) Durst, Durstfieber und Erregung bestehen.

Folgen eines Kaliummangels

Der Kaliumbestand des Organismus läßt sich durch Serumspiegelbestimmungen leidlich gut überwachen. Als allgemeine Mangelsymptome treten Müdigkeit, Apathie (Gleichgültigkeit), Schläfrigkeit und schließlich Koma (Bewußtlosigkeit) auf. Muskelspannung, -reflexe und -kraft lassen nach bis hin zu Lähmungen. Auch die Muskulatur der Hohlorgane erschlafft: Es entwickeln sich Blasenlähmung, Verstopfung, schließlich eine Darmlähmung (med.: paralytischer Ileus). Die Nieren können den Harn nicht mehr konzentrieren (verlieren also Wasser). Die Herzleistung läßt nach; es kommt zu bedrohlichen Herzrhythmusstörungen (Extrasystolen = Zusatzschläge; Tachykardien = Herzrasen; Kammerflimmern = Herzzittern mit Kreislaufstillstand).

Folgen eines Kaliumüberschusses

Die Allgemeinsymptome – Müdigkeit, Schwäche, Unlust, Parästhesien (Kribbelgefühl) – ähneln denen des Kaliummangels. Auch Muskellähmungen können Anlaß zur Verwechslung geben. Meist geht die Nierenausscheidung (als Teilursache der Kaliumüberladung) zurück. Charakteristischerweise verlangsamt sich die Herzaktion; die elektrische Herzerregung wird nicht mehr weitergeleitet (Block); es kommt zum Herzstillstand. Doch sind auch andere Arrhythmien bis hin zum Kammerflimmern möglich. Gleichwohl erlaubt das Gesamtbild des EKG-Kurvenverlaufs oft eine gute Wertung der klinischen Bedeutung von Kaliumlaborveränderungen.

Weitere Elektrolytstörungen

Zahlreiche Mineralstoffe verdienen im Stoffwechsel und in der Ernährung Beachtung: Kalzium – für Knochenaufbau und Empfindlichkeit des Nervensystems, Magnesium – mit ähnlichem Verhalten wie Kalium, Phosphat – (mit besonderer Bedeutung für die Muskelfunktion).

Mangelsituationen, seltener Überladungssituationen, verschlechtern das Bild der Grundkrankheit.

Folgen eines Säuremangels (Alkalose)

Im Säuremangel kommt es zu überschießenden Reaktionen des Nervensystems: Fehlempfindungen (med.: Parästhesien), Muskelverkrampfungen, Verkrampfungen der Hohlorgane, selbst zerebrale Anfälle treten auf; oft wird die Atmung gedämpft.

Folgen einer Übersäuerung (Azidose)

Der Patient empfindet Luftnot und verstärkt seine Atmung. Es erhöht sich die Herzfrequenz bis hin zu Rhythmusstörungen. Der Blutdruck fällt ab. Die Gehirnleistung läßt nach im Sinne von Lethargie, Desorientiertheit oder Bewußtseinstrübung.

Atmung und Störungen des Säurehaushalts

Die Kohlensäure steht mit dem Kohlendioxid im Gleichgewicht. Die Lunge atmet Kohlendioxid ab. Überschießende oder verminderte Atmung greifen daher auch in den Säurehaushalt ein, Säureschwankungen beeinflussen die Atmung.

Störungen der Ernährung

Nährstoffe und ihre Funktion.
Mangelernährung und Fehlernährung

Mit der Nahrung führen wir dem Organismus die Substanzen zu, die er zu seinem Aufbau benötigt *(Baustoffe)*, und die Substrate, aus denen er Energie gewinnt *(Energiestoffe)*. Enthält die zugeführte Nahrung nicht die benötigten Bau- und Energiestoffe *(Mangelernährung)*, so kann der Stoffwechsel seine Aufgaben nicht gut erfüllen, entspricht sie nicht in ausgewogener Weise dem Bedarf *(Fehlernährung)*, so stört auch dies das Stoffwechselgleichgewicht.

Folgen einer Fehlernährung.
Beispiele für ernährungssensible Stoffwechselstörungen

Als wohl häufigste Form der Fehlernährung begegnet uns die *Überernährung* mit der Folge einer *Übergewichtigkeit*, mit beeinträchtigter Beweglichkeit, ungünstiger Atemmechanik, Kreislaufbelastung. (Gleichwohl sollte man nicht eine schwere Krankheit für eine Gewichtsreduktion „nützen". Es besteht für den Patienten sonst die Gefahr, in einen Eiweißmangelzustand zu gelangen.) Der *Diabetes mellitus (Zuckerkrankheit) vom Erwachsenentyp* entsteht häufig aus einer Übergewichtigkeit heraus. Überkalorische Ernährung und Kohlenhydratbelastung verschlechtern die Stoffwechseleinstellung. Überreichliche Ernährung, fett- und cholesterinreiche Nahrung oder eine kohlenhydratreiche Kost begünstigen *Hyperlipidämien (erhöhte Blutfettspiegel)* – meist Risikofaktoren (wie übrigens auch die Zuckerkrankheit) für eine vorzeitige Arteriosklerose. Bei der *Gicht* bewirken hohe *Harnsäure*spiegel Gelenkentzündungen und Nierenschädigungen. Eine stark purinhaltige (Purin: Harnsäurevorläufer) Nahrung, eine vorwiegende Fleischkost, kann die Harnsäure im Blut erhöhen, freilich auch ein länger anhaltender Hungerzustand (mit dem Abbau körpereigener Fleischreserven). Dies alles bedeutet, daß eine Ernährungstherapie fundierter Kenntnisse und differenzierter Entscheidungen bedarf.

Folgen eines Ballaststoffmangels

Seltsamerweise kann auch ein Mangel an Stoffen, die im Stoffwechsel scheinbar gar nicht gebraucht und vom Darm als Schlackenstoffe der Nahrung ausgeschieden werden, zu Symptomen führen. Ein Mangel an *Ballaststoffen* reduziert die Stuhlmenge. Als mögliche Folgen werden gemeinhin angesehen

Verstopfung, Dickdarmdivertikel (Darmwandausstülpungen, die sich leicht entzünden können), wohl auch Gallensteine, wahrscheinlich sogar eine erhöhte Neigung zu Dickdarmkarzinomen. Auch Übergewichtigkeit, Zuckerkrankheit und erhöhte Blutfettspiegel stehen häufig in einem Zusammenhang mit verminderter Ballaststoffzufuhr.

Bedeutung der Vitamine

Vitamine kann der Organismus nicht selbst bilden; die Ernährung muß die Versorgung mit diesen Substanzen, die oft Schlüsselfunktionen im Stoffwechsel einnehmen, sicherstellen.

Folgen eines Vitaminmangels

Entsprechend den unterschiedlichen Aufgaben der Vitamine unterscheiden sich die Mangelsymptome. So können Nachtblindheit, Knochenentkalkung, Gerinnungsstörungen, Gefäßwandschwächen mit Blutungen, Blutarmut, Hauterkrankungen, Störungen des Nervensystems von der Neuropathie (schmerzhafte Nervenreizung) bis zur Lähmung und zur Demenz (geistiger Abbau) auftreten.

Folgen eines Mangels an Spurenelementen

Zu den Spurenelementen gehören z. B. Zink, Kupfer, Mangan, Molybdän, Kobalt. Mangelerscheinungen seien nur für die beiden bekanntesten erwähnt: Eisenmangel führt (unter anderem und klinisch meist vordergründig) zur Blutarmut, Jodmangel zur Kropfentstehung und Schilddrüsenunterfunktion.

Folgen einer Eiweißmangelernährung

Man sieht den Patienten den schlechten Ernährungszustand nicht unbedingt sofort an; sie scheinen oft noch gut genährt, vielleicht weisen sie Übergewicht auf. Die Funktionseiweiße (die z. B. Verdauungsarbeit leisten), oft auch die Muskelmasse liegen schon unterhalb des Sollbereichs. Erhöhte Krankheitsanfälligkeit, ungünstige Belastungsreaktion und eingeschränkte Gesundungsfähigkeit gehören durchaus schon in dieses Stadium der Mangelernährung.

Folgen einer globalen Mangelernährung
(Hungerzustand: Kalorienmangel und Eiweißmangel)

Für einen Zustand der Mangelernährung steht dem Organismus nur begrenzt die Möglichkeit zur Verfügung, seinen Stoffwechsel auf „Sparflamme" zurückzudrehen. Schon das erlebt der Patient als Leistungseinbuße und schlechtes Befinden. Um Basisstoffwechselaufgaben zu erfüllen, insbesondere um eine unverzichtbare Energiebereitstellung zu gewährleisten, lebt der Organismus „von der eigenen Substanz": Die Körpermasse, das Körpergewicht, geht zurück, Fettdepots schmelzen ein, die Muskulatur schwindet, der Eiweißbestand (der Funktionsträger des Stoffwechsels und des Lebens) reduziert sich. Krankheit, verminderte Abwehrkraft, schlechtere Toleranz gegen (oft notwendig aggressive) Therapiemaßnahmen und herabgesetzte Heilungstendenz ergeben sich als Folgen. Die Sorge für eine adäquate Ernährung erweist sich somit als Basis jeder Gesundheitsvorsorge und jeglicher Pflege und Behandlung im Krankheitsfall.

Bedarf an Flüssigkeit, Mineralstoffen und Nährstoffen

Flüssigkeitsbedarf

Mit der Atmung und mit der Wasserverdunstung und mit dem Stuhlgang verlieren wir Wasser. Vor allem aber benötigen wir Wasser zur Ausscheidung von Schlackenstoffen über die Niere. Am leichtesten lassen sich die Stoffwechsel- und Ausscheidungsaufgaben bei einem Flüssigkeitsangebot von etwa 30 bis 40 ml pro Kilogramm Körpergewicht am Tag (entsprechend etwa 2500 bis 3000 ml am Tag) erfüllen (Tabelle 2). Durchfälle, Erbrechen, Fieber, schwere Entzündungen erhöhen den Flüssigkeitsbedarf; Herzschwäche, Ödeme, bestimmte Formen von Niereninsuffizienz (med.: unzulängliche Nierenleistung) oder fortgeschrittene Leberschädigungen (mit Bauchwassersucht) nötigen zur Flüssigkeitsbeschränkung.

Mineralstoffbedarf

Mineralstoffe gehen – wie Flüssigkeit – mit allen Ausscheidungen verloren, die Ernährung muß sie ersetzen. Natrium und Kalium gelten als die wichtigsten Mineralstoffe. Steigender

Tabelle 2. Tagesbedarf an Flüssigkeit und Elektrolyten (*KG* Körpergewicht)

Substanz	Tagesbedarf	Alternative Bedarfsangabe
Flüssigkeit	2500 ml/Tag	30–40 ml/kg KG
Natrium	125 mmol/Tag	50 mmol/l
Kalium	70 mmol/Tag	25 mmol/l
Magnesium	7,5 mmol/Tag	2,5 mmol/l
Phosphat	30 mmol/Tag	12 mmol/l

Flüssigkeitsumsatz bedeutet gewöhnlich auch einen erhöhten Mineralstoffbedarf; Ausscheidungsschwächen für Flüssigkeiten erstrecken sich meist auch auf Mineralstoffe.

Bedarf an Vitaminen und Spurenelementen

Ein kurzzeitiger Mangel an Vitaminen und Spurenelementen macht sich noch nicht bemerkbar. Für manche Vitamine (wie etwa das B_{12}) legt der Körper große Vorräte an. Jede längerfristige künstliche Ernährung muß auch den Bedarf an Vitaminen und Spurenelementen berücksichtigen. Wasserlösliche Vitamine lassen sich meist problemlos zurühren, fettlösliche im Zusammenhang mit einer Fettzufuhr. Wasserlöslische Vitamine kann die Niere (bei überschießender Zufuhr) leicht ausscheiden, fettlösliche sollen in ihrer Zufuhrmenge den Bedarf nicht überschreiten (Tabelle 3).

Bedarf an Kalorien und Nährstoffen

Auch ohne jegliche körperliche Anstrengung verbrauchen wir – allein zur Aufrechterhaltung unseres Stoffwechsels, unseres Lebens – Energie, benötigen also eine Kalorienzufuhr: etwa 1 Kilokalorie pro Kilogramm Körpergewicht in der Stunde (1 kcal/kg KG/h), entsprechend etwa 1500 bis 2000 kcal am Tag. Körperliche Anstrengung, Genesungsprozeß, Krankheit, Entzündung, Fieber, kritische Phasen nach Operationen usw. erhöhen den Kalorienbedarf auf oft 40 kcal/kg KG/Tag (Abb. 4; Tabelle 4 und 5).

Die Kalorienzufuhr soll sich zu etwa 50% aus *Kohlenhydraten*, zu 30% aus *Fetten* und zu 20% aus *Eiweißstoffen (Aminosäuren)* zusammensetzen. Kohlenhydrate gelten als unverzichtbarer Basisbrennstoff des Organismus. Der Körper kann Koh-

Tabelle 3. Tagesbedarf an Vitaminen und Spurenelementen

Vitamin	Empfohlene Zufuhrmenge pro Tag	Mangelerscheinungen
Wasserlöslich:		
B_1 (Thiamin, Aneurin)	1,1–1,5 mg	Neuritis, Psychose
B_2 (Riboflavin)	1,5–1,8 mg	Hautschäden, Anämie
B_6 (Pyridoxin)	1,6–2,1 mg	Anämie, Nervenschäden
B_{12} (Cyanocobalamin)	5 µg	Anämie, Nervenschäden
Niacin (Nicotinsäureamid)	15–20 mg	Schleim/Hautschäden
Folsäure	400 µg	Anämie
Panthotensäure	8 mg	Allgemeinschwäche
C (Ascorbinsäure)	75 mg	Schwäche, Schleimhautschäden, Anämie
Biotin	nicht gesichert	Hauterscheinungen
Fettlöslich:		
A (Retinol)	0,8–1,1 mg	Augenschäden
D (Calciferole)	5–10 µg	Knochenschäden
E (Tocopherol)	12 mg	Anämie, Ödeme
K (Phyllochinone)	nicht gesichert	Blutgerinnungsstörung
Spurenelemente:		
Eisen	0,5–5 mg	Anämie

Tabelle 4. Kaloriengewinn aus den Nährstoffen („Brennwert")

Kohlenhydrate	4 kcal/g
Fette	9 kcal/g
Eiweiße	4 kcal/g

Tabelle 5. Kalorien- und Nährstoffbedarf/Tag (*KG* Körpergewicht)

Kalorien/Stoffgruppe	Bedarf	Alternative Angabe
Kalorien	2000–2500 kcal	25–50 kcal/kg KG
Kohlenhydrate	250 g	40–70% der Kalorien
Fette	65–80 g	20–40% der Kalorien
Eiweiße	70–100 g	10–20% der Kalorien

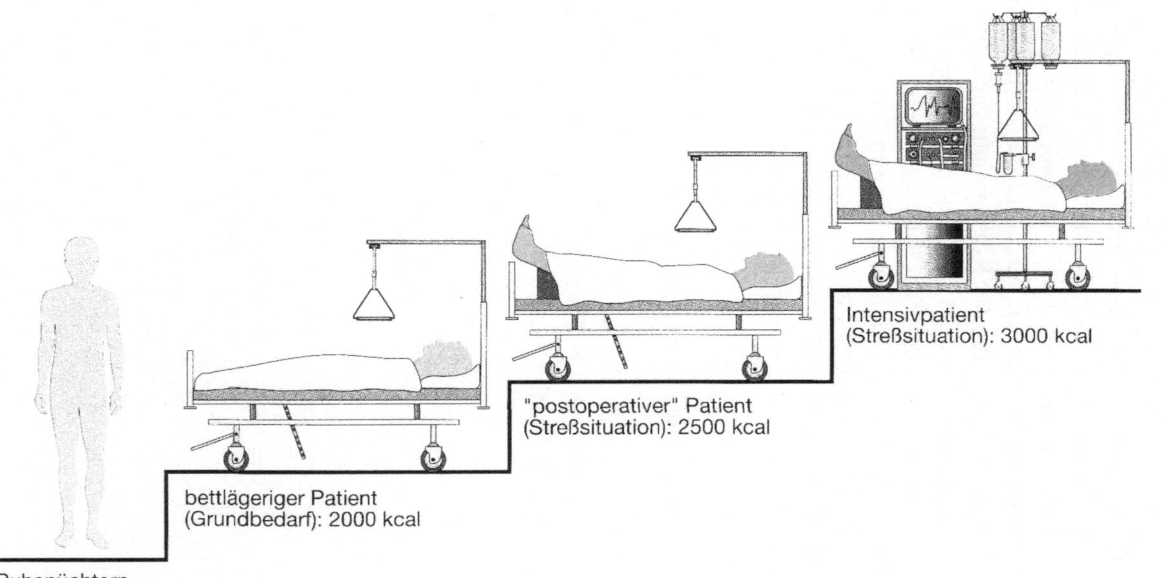

Abb. 4. Kalorienbedarf

lenhydrate in Fette umwandeln, doch benötigt er bestimmte *„essentielle Fettsäuren"* (die er nicht selbst herstellen kann). Vor allem aber erscheint es sinnvoll, viele Stoffwechselwege zu nützen und so keinen zu überlasten. Auch auf die Zufuhr von Eiweißstoffen (Aminosäuren) kann der Körper nicht verzichten, in einer Menge von etwa 1 Gramm am Tag pro Kilogramm Körpergewicht. Während schwerer Erkrankungen steigt oft der Bedarf (bis auf das Dreifache). Bestimmte Aminosäuren kann der menschliche Stoffwechsel nicht aus anderen aufbauen; sie gelten als *„essentiell"* (unverzichtbar) oder *„semi-essentiell"* (in angespannten Stoffwechselsituationen unverzichtbar).

Ernährung als Grundbedürfnis des Organismus

Wenngleich der Organismus also kurze Phasen ohne oder mit unzulänglicher Ernährung überbrücken kann, erweist sich Ernährung insgesamt als Grundbedürfnis des Lebens.

Notizen

Notizen

Geschichte der künstlichen enteralen Ernährung (Ernährung über den Verdauungstrakt)

Frühe Geschichte der künstlichen enteralen Ernährung

Die außerordentliche Bedeutung der Ernährung für Gesunderhaltung und Gesundung erkannte man schon sehr früh in der Geschichte der Krankenpflege und der Medizin. So überliefern Berichte aus der Zeit um 2000 v. Chr. Rezepte für rektale (über den Enddarm verabfolgte) Ernährungseinläufe – deren Wirksamkeit aus heutiger Sicht nicht überzeugt haben dürfte. Die maurische Medizin benutzte schon im 12. Jahrhundert n. Chr. durch den Mund in die Speiseröhre eingeführte Kanülen zur künstlichen Ernährung. (Von Naturvölkern wissen wir noch aus neuerer Zeit, daß sie vorsorglich Backenzähne ausbrachen, um [bei Wundstarrkrampf] über dünne Röhrchen zu ernähren.) Um 1600 wich man schon auf den (auch heute bevorzugten) Zugang über die Nase aus – mittels dünner Silbersonden.

Neuere Geschichte der künstlichen enteralen Ernährung

Die unbequemen, starren Sondenmaterialien erwiesen sich immer wieder als wichtiges Hindernis einer künstlichen Ernährung über längere Zeit. Erst die Technik der Gummiverarbeitung, etwa seit 1800, brachte leidlich flexible Ernährungssonden. 1891 implantierte der Chirurg Witzel eine solche Sonde durch die Bauchhaut in den Magen. Der Begriff der *„Witzel-Fistel"* verbindet sich seither noch heute mit der künstlichen enteralen Ernährung.

Moderne Geschichte der künstlichen enteralen Ernährung

Die Einführung der operativen **Jejunostomie** (Einlegen einer Ernährungssonde in den Dünndarm) 1952 mutete zunächst wie eine wenig innovative Wiederbelebung der alten Witzel-Fistel an, gewinnt aber heute größere Bedeutung in der Ernährung nach operativen Eingriffen. Be*greifen* und *erfühlen* hingegen ließen sich die Fortschritte der Kunststoffindustrie: mit der Polyäthylensonde (Anfang der fünfziger Jahre) und der Poly- urethan- und der Silikonkautschuksonde (um 1980). Die Son- den erwiesen sich als weicher, ließen sich gut über die Nase einführen und erreichten in ihrer jüngsten Entwicklung auch eine gute Langzeitverträglichkeit.

Die künstliche enterale „Kost" bestand zunächst aus her- kömmlichen Nährmitteln, lediglich der besonderen Form der Zufuhr angepaßt – sondengängig verflüssigt – zubereitet. In der modernen künstlichen enteralen Ernährung benützen wir je- doch eine nach Nährstoffen bzw. nach ihrer chemischen Zusam- mensetzung streng definierte Nahrung. Unter dem Stichwort *„Astronautenkost"* (1957) gelangte sie „in aller Munde". (Ein kleiner historischer Irrtum übrigens: Niemals mußten sich Astronauten diese wenig schmackhafte Speise im Weltraum zumuten; es beteiligte sich lediglich die amerikanische Welt- raumbehörde NASA an der Entwicklung dieser Ernährungs- form.) Vor allem aus den 70er Jahren datieren wichtige Weiter- entwicklungen der künstlichen Nahrung; seither lassen sich Eiweißstoffe als kurze Peptidbruchstücke (mit minimalem Be- darf an Verdauungsleistung) zuführen.

Als entscheidende technische Verbesserung der künstlichen enteralen Ernährung darf man die *perkutane endoskopische Gastrostomie* (Einlegen einer Ernährungssonde durch die Haut in den Magen mit Hilfe einer Magenspiegelung) ansehen (1981). Eine größere Sicherheit und Regelmäßigkeit brachten (1981/82) Nährlösungspumpen in die künstliche enterale Ernährung.

Heute entwickelt sich die künstliche enterale Ernährung mehr und mehr zum „handwerklichen Gemeingut" der Internisten und Gastroenterologen.

Geschichte der Infusionstherapie und der parenteralen Ernährung (Ernährung über die Vene)

Frühe Geschichte der parenteralen Ernährung

Das Blut und die Einflußnahme auf Körper und Geist über diesen „Lebenssaft" faszinierte die Menschen von jeher. Schon beim Dichter Ovid (um die Zeitenwende) findet sich die Wunschvorstellung, über eine Bluttransfusion neues, junges Leben einflößen zu können. Durchgeführt wurde eine Bluttransfusion wohl erst nach 1600. Aus der Mitte ebendieses Jahrhunderts datiert auch ein Bericht über eine parenterale Ernährung (im Tierexperiment) – mit Bier und Wein! Versuche einer Fettinfusion wurden schon im 18. Jahrhundert unternommen – und schlugen fehl. Im 19. Jahrhundert gelangen Glukoseinfusionen (im Tierversuch). Selbst Milch wurde infundiert – und von Menschen toleriert. Ein wichtiges Hindernis gegen eine Verbreitung der Methode blieb lange Zeit die technische Unzulänglichkeit der „Infusionsbestecke", bestehend z. B. aus Federkielen und Tierblasen.

Neuere Geschichte der parenteralen Ernährung

Zu Anfang unseres Jahrhunderts gelang die Herstellung von Aminosäure-Pepton-Lösungen (Eiweißbausteinen). Es ließ sich auch die Verträglichkeit von Zuckerlösungen nachweisen. Fettlösungen fielen zunächst durch nicht tolerierbare Nebenwirkungen auf. Erst seit den 60er Jahren konnte man sie klinisch anwenden.

Moderne Geschichte der parenteralen Ernährung

Heute stehen uns Aminosäurelösungen unterschiedlicher Zusammensetzung, „maßgeschneidert" für wechselnde klinische Situationen zur Verfügung. Kohlenhydratlösungen mit Zuckern

Tabelle 6. Zeittafel der künstlichen Ernährung

2000 v. Chr.	Rektale Ernährungseinläufe
12. Jh. n. Chr.	Oroösophageale Kanüle
um 1600	Nasale Silbersonden
um 1600	Bluttransfusion
um 1650	Parenterale Ernährung mit Bier und Wein im Tierexperiment
18. Jh.	Fettinfusionen (fehlgeschlagen)
1790	Sondenernährung über 19 Tage hinweg
1801	Gummisonden (orale Sonden)
19. Jh.	Glukoseinfusionen im Tierexperiment gelungen
1891	Witzel-Fistel (operative Gastrostomie)
20. Jh.	Aminosäure-Pepton-Lösungen und Glukoselösungen
1952	Jejunostomie (operativ)
1952	Polyäthylensonde
1957	„Astronautenkost"
1967	Totale parenterale Ernährung, verträgliche Fettlösungen
1968	Zentralvenenkatheter
1973/76	Enterale Peptiddiät
1979/80	Polyurethan-Silikon-Kautschuk-Sonde
1981	Perkutan-endoskopische Gastrostomie
1981/82	Nährlösungspumpen

und Zuckeraustauschstoffen dienen als Energieträger. Fettlösungen gelten als problemlos verträglich und orientieren sich in ihrem „Fettmuster" am klinischen Bedarf. Punktionsmethoden und Punktionsbestecke sind standardisiert, bis hin zu speziellen Systemen für die Langzeitanwendung.Die parenterale Ernährung, noch allgemeiner die Infusionstherapie, findet sich daher heute im theoretischen und praktischen Repertoire nicht nur des Intensivmediziners, des Anästesisten, des Internisten, des Chirurgen, sondern eigentlich aller Ärzte, zumindest am Krankenhaus, häufig (als Kurzzeitinfusion) auch in dem niedergelassener Ärzte.

(Eine Übersicht über die geschichtlichen Zeitabläufe gibt Tabelle 6.)

Infusionstherapie und parenterale Ernährung

Zufuhr von Flüssigkeiten, Mineralstoffen und Nährstoffen über das Venensystem

Die Behandlung mit Flüssigkeiten und Elektrolyten (Mineralstoffen) über das Venensystem bezeichnet man als *Infusionstherapie* (lat. infundere = hineingießen); kommen Nährstoffe ergänzend hinzu, so spricht man von *parenteraler Ernährung* griech.: *para* = neben, außerhalb, griech.: *enteron* = Darm; also eine Ernährungsform, die den Darm nicht benötigt).

Anwendungsbereiche

Die parenterale Therapie gilt immer dann als indiziert (med. = angezeigt, notwendig), wenn die enterale Zufuhr nicht möglich oder nicht geeignet oder nicht erlaubt erscheint, etwa bei der Zufuhr bestimmter Medikamente (die anders nicht, nicht ausreichend, nicht sicher oder nicht schnell genug wirken), bei kritischen Krankheitsbildern (z. B. im Schock), bei ungenügender Funktion und Belastbarkeit des Verdauungssystems, also bei schweren Erkrankungen des Bauchraumes wie inneren Blutungen, akuten Magen-Darm-Entzündungen, akuten Bauchspeicheldrüsenentzündungen oder unmittelbar nach Operationen, die das Verdauungssystem mitbetreffen.

Techniken und Methoden der parenteralen Ernährung

Periphervenöse Ernährung

Prinzip

Die periphervenöse Infusionstherapie bzw. die periphervenöse Ernährung führt Flüssigkeiten, Elektrolyte (und Nährstoffe) über periphere (d. h. dem Rumpf ferne) Venen – über Venen der Hand oder des Armes – zu.

Anwendungsbereiche

Die periphervenöse Zufuhr von Medikamenten, Flüssigkeit, Mineralstoffen und Nährstoffen gilt als mit geringem Aufwand durchführbare Standardmethode der parenteralen Therapie. Sie erscheint geeignet als umgehende Soforthilfe, als kurz- und mittelfristige Überbrückungsmaßnahme oder als begleitende zusätzliche Therapie (z. B. bei enteraler Basisbedarfsdeckung).

Grenzen der Methode, Anwendungsprobleme

Nicht immer läßt sich ein peripher Venenzugang leicht anlegen; besonders bei alten und schon oft venenpunktierten Patienten ergeben sich bisweilen erhebliche Schwierigkeiten. – Die Punktion wird individuell unterschiedlich als schmerzhaft, meist aber durchaus als tolerierbar empfunden. Leider erweisen sich die peripheren Venenzugänge oft als nicht sehr haltbar (es muß also häufig, oft genug täglich, ja mehrmals täglich punktiert werden): Es kommt zu Paravasaten (griech.: *para* = neben, lat.:

vas = Gefäß; d. h. die Lösung fließt neben dem Gefäß in das Unterhautgewebe ein); die Venen entzünden sich leicht (med.: „Phlebitis"), bisweilen sogar mit septischen (med.: durch bakterielle Streuung hervorgerufenen) Allgemeinreaktionen; Gerinnsel verstopfen die Vene (med.: Thrombose) oder die Infusionskanüle. Besonders venenreizend wirken manche Medikamente sowie vor allem Mineralstoffzusätze (Kalium). Die Venenverträglichkeit begrenzt auch die vertretbare Osmolarität (physik./ chem.: Wasserbindungskraft) der Lösungen (d. h. die Anzahl der enthaltenen Teilchen/Moleküle), also ihre Konzentration. Dies bedeutet, daß sich mit einer zumutbaren Flüssigkeitsbelastung nur eine sehr begrenzte Menge an Nährstoffen und Kalorien zuführen läßt, die in der Regel den Bedarf des Organismus nicht abdeckt. Leicht ergibt sich so eine Unterversorgung mit Substanzen und Flüssigkeit. Jede Infusionstherapie beinhaltet aber auch die Gefahr einer Überwässerung.

Problemvermeidung

Die Indikation (med. = Erkennung auf die Notwendigkeit einer Maßnahme) zur intravenösen Therapie soll kritisch gestellt werden. Stets wird man die Möglichkeit prüfen, ob man nicht auf andere Therapieformen ausweichen könne. Eine regelmäßige Erneuerung des Venenzugangs vermeidet oft Venenentzündungen. Bei beginnender Phlebitis bleibt nur die umgehende Entfernung der Verweilkanüle – ehe systemische (den ganzen Körper betreffende) Entzündungsreaktionen auftreten. Venenreizende Substanzen führe man nur verdünnt zu und langsam tropfend. Eine geringe Tropfgeschwindigkeit vermeidet auch besser eine Herz-Kreislauf-Überbelastung (Überwässerung). Rollenklemmen, skalierte mechanische Flußbegrenzer („Helix-Systeme") oder Infusionspumpen helfen, gleichmäßige Zufuhrraten zu erzielen. Die Erstellung einer Einfuhr-Ausfuhr-Bilanz

(Protokollierung der zugeführten und der ausgeschiedenen Flüssigkeitsmengen) erleichtert den Überblick, ebenso wie regelmäßiges Wiegen des Patienten (in kritischen Fällen täglich).

Technik der Venenpunktion

Das Anlegen und dosierte Strammziehen einer Staubinde am Oberarm (weniger gut am Unterarm) läßt die Venen hervortreten. Bei schlechten Venenverhältnissen zeigen sich nach einem warmen Armbad und/oder dem Einreiben der Haut mit einer Nitrokörpersalbe *(Nitrolingual)* oft noch punktionsfähige Venen. Auf die Hautreinigung und -desinfektion folgt die Punktion der Vene. Für die Infusionstherapie eignet sich am besten eine Doppelkanüle: Eine innenliegende scharfe Stahlnadel erlaubt Punktion und Führung und wird nach dem Anstechen der Vene entfernt; eine äußere weiche Kunststoffhülle bleibt zurück, vermeidet Venenverletzungen und sichert die lokale Verträglichkeit (Abb. 5). Einfache Stahlkanülen wie etwa „Flügelnadeln" („Butterfly") erweisen sich zwar als bequem in der Handhabung, eignen sich aber nur für Kurzzeitinfusionen, also etwa für Medikamentengaben.

Pflege des peripheren Venenzugangs

Ein Verband deckt den Punktionsbereich sauber ab und fixiert den Venenzugang. Es stehen eigens abgepackte Verbandssets mit saugfähiger Polsterung und hautverträglichen Pflastern zur Verfügung. Eine täglich mehrfache Inspektion der Punktionsregion und die Befragung des Patienten ermöglichen es, eine Venenreizung frühzeitig zu erkennen (und einen Wechsel der Punktionsstelle anzustreben). Nach dem Entfernen eines Venenzugangs beugen das Abdrücken an der Punktionsstelle und ein

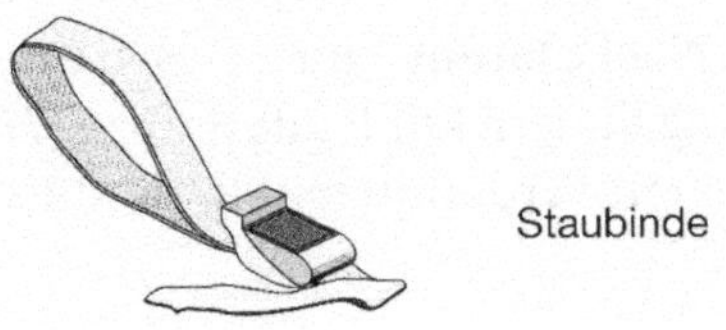

peripher-venöse Verweilkanüle

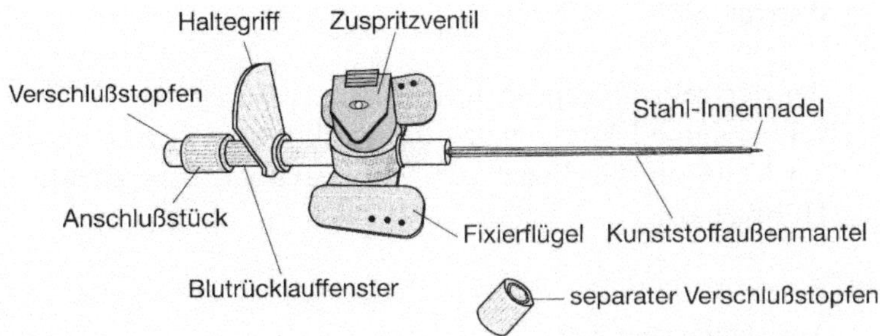

Flügelkanüle

Verbandsmaterial

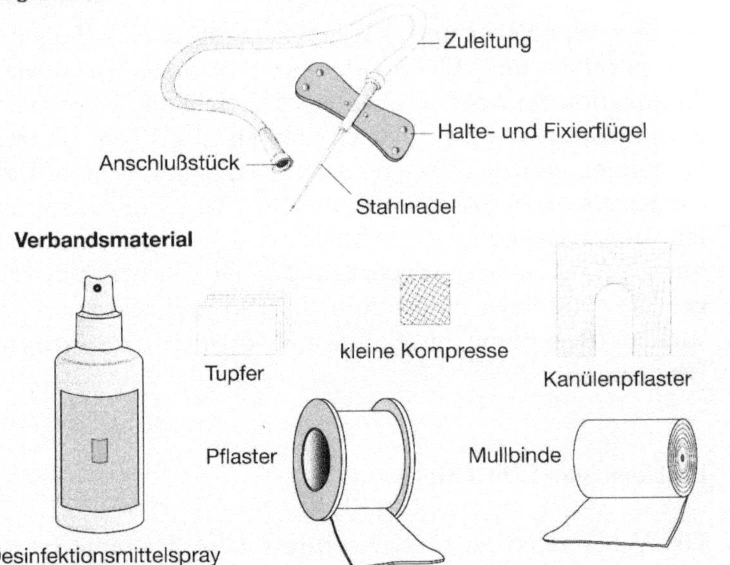

Abb. 5. Technik des periphervenösen Zugangs

Verband einer Nachblutung vor. – Bei bereits eingetretener Venenentzündung lindern kühlende Salben *(Hepathrombin-Gel)* oder Umschläge mit verdünntem Alkohol die Beschwerden.

Zentralvenöse Ernährung

Prinzip

Bei der zentralvenösen Infusionstherapie führen Katheter die verabfolgten Lösungen von der Punktionsstelle zu einer zentralen Vene, in der Regel zur Vena cava superior (med.: obere Hohlvene).

Anwendungsbereiche

Ein zentraler Venenzugang ermöglicht die sichere Zufuhr von Flüssigkeiten und Elektrolyten und Nährstoffen sowie die Applikation von Medikamenten. Da sich die Substanzen in einer zentralen Vene sogleich mit einer großen Blutmenge verdünnen, darf man konzentrierte Nähr- und Mineralstofflösungen einsetzen und kommt so in aller Regel zu einer adäquaten Bedarfsdeckung – auch über einen längeren Zeitraum hinweg. Ein zentraler Venenzugang erlaubt die Messung wichtiger Kreislaufdaten (Zentralvenendruck) und besitzt daher besondere Bedeutung im Rahmen einer intensivmedizinischen Betreuung.

Probleme und Schwierigkeiten

Die Venenpunktion für die zentralvenöse Therapie erfordert großes Geschick. Nicht immer gelingt sie (Fehlpunktion), nicht immer läßt sich der Katheter korrekt plazieren (Katheterfehllage). Periphere Venen (in der Ellenbeuge) eignen sich für die relativ dicken Bestecke oft nicht. Zentrale Gefäßzugänge (unterhalb des Schlüsselbeins oder am Hals) bergen ein nicht zu vernachlässigendes Verletzungsrisiko in sich. Bei peripheren Punktionsstellen fühlt sich der Patient in seiner Beweglichkeit eher beeinträchtigt als bei stammnahen. Nicht jeden schirmt eine Lokalanästhesie (med.: örtliche Betäubung) ausreichend gegen Schmerzen bei der Punktion ab. Thrombosen beobachtet man vor allem bei Katheterzugängen über periphere Gefäße. Infektionsprobleme bis hin zur Sepsis (bakteriell-entzündliche Allgemeinreaktion mit Fieberschüben) gefährden alle zentralen Venenzugänge (und erfordern dann die Entfernung bzw. Neuanlage des Katheters). Katheterdislokationen (med.: Fortrutschen aus der idealen Position) nötigen ebenfalls in der Regel zu einem Katheterwechsel. Katheter können verstopfen – durch das Gerinnen zurücklaufenden Blutes oder durch Kristallisation eingebrachter Lösungen; meist muß der Venenkatheter dann entfernt und neu angelegt werden.

Problemvermeidung

Ein Zentralvenenkatheter soll nur bei wirklich gegebener Notwendigkeit angelegt und belassen werden. Erfahrung und Umsicht erhöhen die Trefferquote und reduzieren die Komplikationsrate. Eine Röntgendurchleuchtungsmöglichkeit am Katherterarbeitsplatz erleichtert die Positionierung der Katheterspitze. Stets müssen Röntgenkontrollen eine korrekte Katheterlage bestätigen und Verletzungen speziell der Lunge („Pneumothorax", med.: Luftansammlung im Rippenfellspalt, „Hämatothorax", med.: Einblutung in den Rippenfellspalt) ausschließen. Ein Annähen des Katheters verhindert in vielen Fällen eine versehentliche Katheterentfernung. Steriles Arbeiten verringert das Infektionsrisiko. Regelmäßige Kontrollen der Einstichstelle erlauben eine Früherfassung von lokalen Reaktionen mit drohenden Infektionsproblemen (die sich bei rechtzeitigem Katheterwechsel oft vermeiden lassen). Ein (vorbeugendes) Abschirmen mit Antibiotika erscheint hingegen wenig sinnvoll. Katheter sollen ständig von Infusionslösungen durchspült werden; so lassen sich Lumenverlegungen am besten vermeiden. Das Auffüllen des Katheters mit einer Heparinlösung (gerinnungshemmendes Medikament) oder mit einfacher Kochsalzlösung, um eine Katheterthrombosierung zu vermeiden, z. B. um ohne laufende Infusion Pflegemaßnahmen besser durchführen zu können, gilt als Notbehelf. Vor einer neuerlichen Katheternutzung muß eine gerinnungshemmende Lösung natürlich wieder abgezogen werden: systemische (med.: den ganzen Körper betreffende) Gerinnungsdefekte sollen ja nicht auftreten.

Technik der Zentralvenenkatheterisierung

Wählt man eine periphere Punktionsstelle (in der Ellenbeuge), so ähnelt die Punktionstechnik der der sonst üblichen peripheren Venenpunktion: Venenstauung, Desinfektion (Lokalanästhesie), Punktion mit einer Doppelkanüle. Die – deutlich dicklumige – Kunststoffhülle dient nun freilich als Führungshilfe für einen weichen Katheter, der bis in eine zentrale Vene, korrekterweise in die obere Hohlvene, vorgeschoben wird. Nun zieht man die Einführhilfe zurück und kann den Punktionsbereich verbinden. – Große Venen wie die Vena subclavia (med.: Schlüsselbeinvene), die Vena jugularis interna (med.: große Halsvene), die Vena jugularis externa (med.: kleine Halsvene), seltener die Vena anonyma (med.: Zusammmfluß von Hals- und Schlüsselbeinvene) eignen sich – vielleicht noch besser – ebenfalls für das Einführen eines Zentralvenenkatheters (Abb. 6). An die (ohne Stauung – aber stets in Lokalanästhesie –

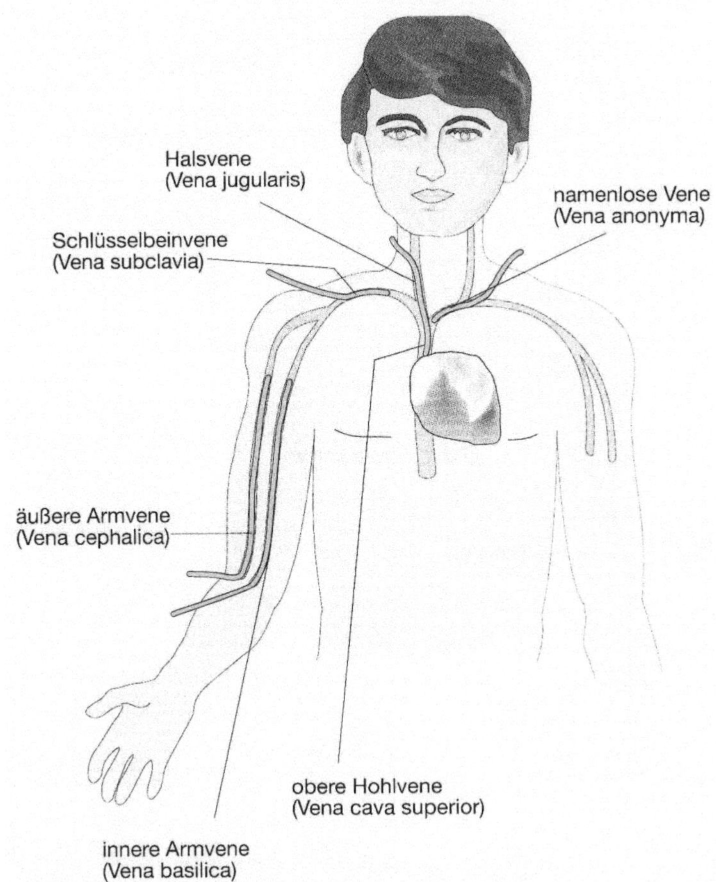

Abb. 6. Gefäßzugänge für die Zentralvenenkatherisierung

durchzuführende) Punktion mit einer Doppelkanüle schließen sich wieder das Einbringen des Katheters, die Entfernung der Führungshülle (eine Fixationsnaht) und ein Verband an. Ein Kontrastfaden im Katheter erleichtert die radiologische Lagekontrolle. Erst die Entfernung dieses Fadens macht den Kathe-

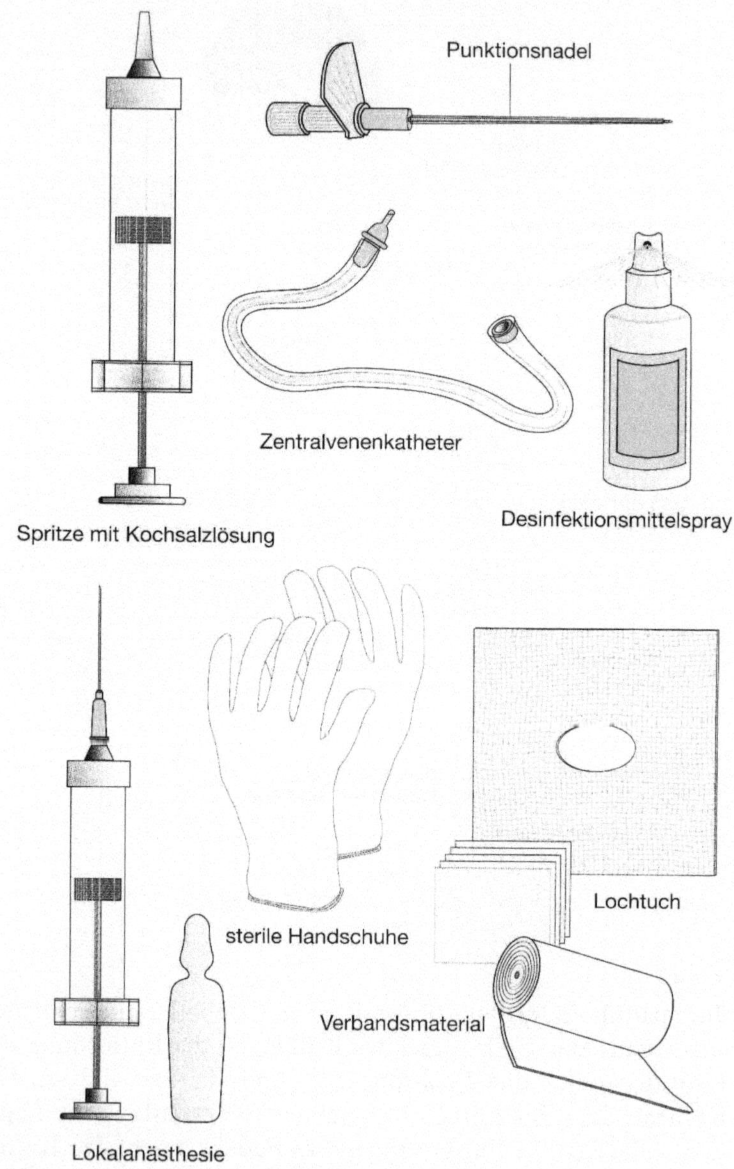

Abb. 7. Zubehör für die Zentralvenenkatherisierung

ter als Gefäßzugang durchgängig. Die Aspiration (med.: Ansaugen) von Blut über den Katheter in eine Spritze bzw. ein Blutrücklauf (durch Absenken einer angeschlossenen Infusion) in eine Infusionsleitung beweisen eine intravasale (med.: in einem Gefäß gelegene) Katheterposition und erlauben die endgültige „Freigabe" des Venenzugangs für die Therapie. Das Einbringen von Venenkathetern durch eine Venae sectio (med.: chirurgische/operative Veneneröffnung) besitzt heute – wegen der ausgereiften nichtoperativen Techniken – keine nennenswerte Bedeutung – sieht man von der parenteralen Langzeitversorgung mit Portsystemen ab (s. unten). (Abbildung 7 gibt einen zusammenfassenden Überblick über das Zubehör für die Zentralvenenkatheterisierung.)

Pflege des zentralen Venenzugangs

Ein Verband aus Kompressen und einem weichen anschmiegsamen Pflaster *(Fixomull)* schützt die Kathetereintrittsstelle und fixiert den Venenzugang. Der Verband wird täglich erneuert. Dabei ergibt sich auch die Kontrolle der Punktionsstelle auf eine entzündliche Reizung. Die Kompression (med.: Abdrücken) einer Einstichstelle bei Nachblutungen (nach einer Punktion) oder nach einer Katheterentfernung versteht sich von selbst.

Zentralvenöse Langzeiternährung über implantierte Katheter

Prinzip

Wird ein Venenzugang operativ vollständig unter die Haut versenkt, so minimiert ein solches „Versteck" das Infektionsrisiko. Die Punktion eines solchen Implantates (lat.: *implan-*

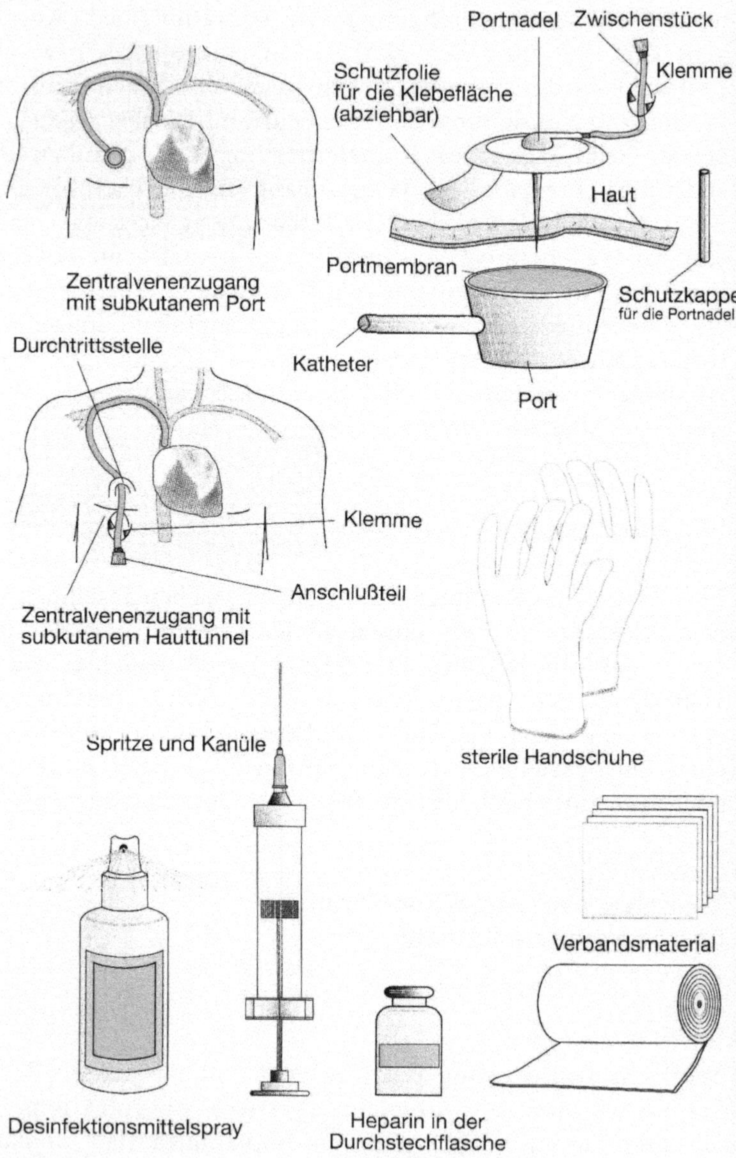

Abb. 8. Portsysteme und Hauttunnelkatheter

tare = einpflanzen) mit speziellen Einmalnadeln erlaubt eine Zufuhr von Flüssigkeiten. Für die Punktion ist ein eigener Bereich des Kathetersystems vorgesehen, der „Port" (engl.: *port* = Hafen). Bei anderen Kathetersystemen liegt der Anschlußteil oberflächlich; ein langer Hauttunnel – vom Gefäß bis zur Durchtrittstelle – sorgt für den Infektionsschutz (Abb. 8).

Anwendungsbereiche

Implantierte Gefäßzugänge erlauben eine längerwährende intravenöse Therapie. Man nutzt diese Möglichkeit in der parenteralen Langzeiternährung (aber auch bei anderen dauernden oder oft zu wiederholenden Behandlungen, etwa in der Chemotherapie maligner [med.: bösartiger] Erkrankungen). Angesichts der Fortschritte der künstlichen enteralen Ernährung ergibt sich kaum noch die Notwendigkeit, eine parenterale Langzeiternährung durchzuführen – bei seltenen Stoffwechselstörungen, beim Kurzdarmsyndrom (nach Dünndarmentfernungen), ausnahmsweise bei schwersten Darmentzündungen (Morbus Crohn).

Probleme und Schwierigkeiten

Der chirurgische Eingriff gilt als wenig eingreifend und läßt sich in Lokalanästhesie durchführen. Dennoch können sich die Präparation (med.: Darstellung, Freilegung) eines Gefäßes und das Einbringen des Katheters als schwierig erweisen. Die Einheilung vollzieht sich bei den ja durchwegs schwerkranken Patienten nicht immer problemlos. Infektionen lassen sich nicht völlig ausschließen. Gefäßthrombosen und Katheterverstopfungen können ähnlich wie bei herkömmlichen Venenkathetern auftreten. Die Punktion des Ports erfordert eine ausreichende

Erfahrung mit dieser speziellen Technik, die sich noch nicht in allen Krankenhäusern etablieren konnte. Die Entfernung eines solchen Implantates bedeutet wieder eine kleine operative Intervention.

Problemvermeidung

Wie stets stellt die verantwortete Therapieplanung eine Voraussetzung für die Anwendung eines Verfahrens dar. Auf die Möglichkeiten einer Weiterbetreuung in einer anderen medizinischen oder pflegerischen Einrichtung und in der ambulanten Versorgung (lat.: *ambulare* = herumgehen, also im außerklinischen, nichtstationären Bereich) sollte Rücksicht genommen werden. Die Regeln, wie sie für die sonst üblichen Zentralvenenketheter aufgezeigt wurden, müssen auch hier Anwendung finden. Insbesondere müssen die Portpunktionen unter sterilen Bedingungen, nach sorgfältiger Hautdesinfektion erfolgen.

Technik der Implantation

Nach gründlicher Hautdesinfektion und Abdecken des Operationsbereiches legt der Chirurg – in örtlicher Betäubung, oft mit zusätzlicher medikamentöser Sedierung (med.: Beruhigung) des Patienten – eine geeignete Vene, meist die Vena cephalica (zwischen Schulter- und Brustmuskel), frei, eröffnet sie und schiebt – unter Röntgendurchleuchtungskontrolle – den Katheter bis in die obere Hohlvene vor. Eine Naht fixiert den Katheter und verschließt das Gefäß. (Auch die Schlüsselbeinvene oder eine Halsvene kommen als Gefäßzugang in Betracht.) Den Port nimmt eine „Tasche" im Unterhautgewebe meist in der Region des Brustmuskels auf. Für Katheter mit externem Anschluß wird ein langer Hauttunnel geschaffen. Blutstillung und abschließende Naht erfolgen nach den chirurgischen Regeln. Ein Verband schließt den Eingriff ab.

Pflege und Nutzung implantierter Katheter

Die ersten Verbandswechsel und Inspektionen nimmt wohl meist der Chirurg vor. Er gibt – nach guter Einheilung – auch das System zur Benutzung frei. Die Punktion des Ports mit speziellen Portkanülen obliegt einem Arzt, bei entsprechender Schulung sogar dem Patienten selbst. Schützende und fixierende Verbände sichern während der Therapiephasen die Portnadeln. Hauttunnelkatheter sind ähnlich wie andere Zentralvenenkatheter zu bedienen – unter sterilen Arbeitsbedingungen. Am Ende jeder Infusionsphase füllt man das Kathetersystem durch einen Verschlußstopfen mit Durchstichmembran mit einer gerinnungshemmenden Heparin-Kochsalz-Lösung (Heparin, med.: ein starker Hemmstoff der Gerinnselbildung; „Heparinblock"); dies verhindert ein Verstopfen des Systems während der Infusionspausen. Während die parenterale Ernährung üblicherweise als kontinuierliche Therapie, also „rund um die Uhr", durchgeführt werden muß, gelingt es in der parenteralen Langzeiternährung oft, den Stoffwechsel langsam so weit zu „trainieren", daß er Infusionspausen für viele Stunden erlaubt – und in den Infusionsphasen eben entsprechende höhere Zufuhrraten, daß also Zeit frei wird für Alltagsaktivitäten. Ja, nach entsprechender Schulung können solche Patienten oft sogar in „Nachtkliniken" (stationäre Betreuung nur des Nachts für die parenterale Ernährung) geführt oder gänzlich in die ambulante Betreuung entlassen werden.

Technische Hilfen bei der parenteralen Ernährung

Infusionsbehältnisse

Herstellerabpackungen

Die Hersteller füllen Infusionslösungen in Glasflaschen oder in Kunststoffbehälter ab. Halteschlaufen erlauben es, die Behältnisse an Infusionsständern oder an „Bettgalgen", speziellen Trägern an Pflegebetten, aufzuhängen. Ein Verschluß mit einem Abziehring läßt sich leicht entfernen und gibt einen Durchstichstopfen zum Anbringen der Infusionsleitung frei.

Mischbeutel

Für die parenterale Ernährung benötigt man vielerlei Einzelkomponenten – zumeist in separaten Abpackungen. Die einzelnen Elemente eines parenteralen Ernährungsregimes sollen zumeist aber parallel einlaufen. In der Regel erweisen sich die Lösungen als untereinander gut verträglich. Mischbeutel können daher die Durchführung der Infusionstherapie vereinfachen. Die Zubereitung dieser Infusionsgemische erfordert natürlich besondere Sorgfalt und hygienisches Arbeiten. Oft übernimmt eine zentrale Stelle, z. B. die Krankenhausapotheke, solche Aufgaben.

Tropfsysteme und Infusionsleitungen

Konventionelle Tropfsysteme

Übliche Infusionsbestecke bestehen aus einem Durchstichteil zum Anschluß an den Infusionsbehälter, einer Tropfkammer

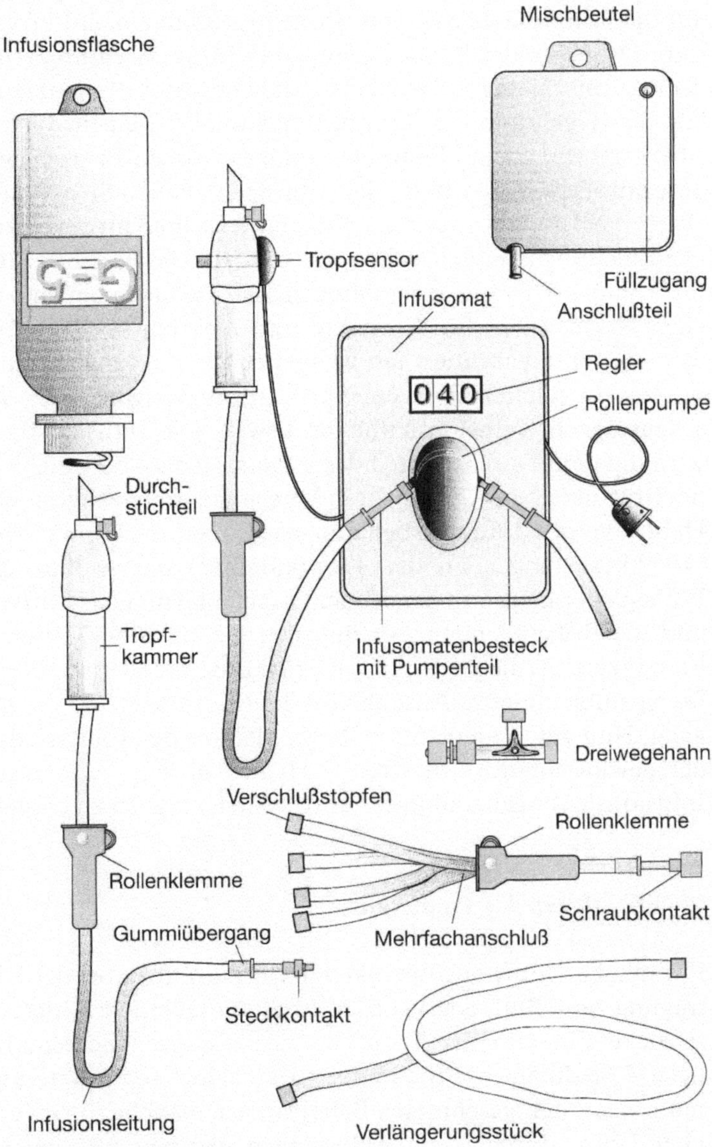

Abb. 9. Zubehör für die Infusionstherapie

für die Sichtkontrolle des Infusionsflusses mit einem Luftventil zum Druckausgleich, der eigentlichen Infusionsleitung (einem Kunststoffschlauch), einer daran angebrachten Rollenklemme für die Regulation der Tropfgeschwindigkeit, einem Gummiübergang (für kleine Pumpbewegungen, um einen stockenden Infusionsfluß wieder in Gang zu bringen), einem Steckkontakt (besser: einem Gewindekontakt) zum Anschluß an die eigentliche Zuleitung zum Gefäßsystem (Abb. 9). Alle Bestecke für die intravenöse Therapie orientieren sich heute an einem einheitlichen Normsystem für Kontakte und Anschlüsse *(Luer-Lock-System).* Dies garantiert ein weitgehend perfektes Zusammenpassen von Gefäßzugängen, Spritzen, Dreiwegehähnen, Zwischenstücken, Infusionsleitungen usw. – Die Infusionsflasche wird mit dem Durchstichteil des Tropfsystems – bei geschlossener Rollenklemme – durch ihren Verschlußstopfen angestochen. Hebt man den Infusionsbehälter nach oben, so führen wenige Druckbewegungen an der Tropfkammer zum Aufbau eines Flüssigkeitsspiegels in derselben. Öffnet man nun das Luftventil und die Rollenklemme, so füllt sich die Infusionsleitung mit Flüssigkeit, bis die Rollenklemme den Fluß wieder unterbricht – für ein unbehindertes Anschließen der Infusion an den Venenzugang. Nun gibt man über die Rollenklemme den Fluß wieder in der gewünschten Stärke frei. – Hygienegründe verlangen es, Infusionsleitungen und ihre Zusatzsysteme täglich zu erneuern.

Modifikationen der Tropfsysteme

Für manche Infusionsflüssigkeiten (insbesondere bei der Übertragung von Blut oder von Blutbestandteilen) benötigt man spezielle Filter in der Tropfkammer. Einige – lichtempfindliche – Medikamente (bei langen Laufzeiten sogar Vitamine!) müssen aus lichtgeschützten Behältnissen, manche sogar zudem über lichtundurchlässige Zuleitungen gegeben werden, oder man muß konventionelle Behältnisse und Infusionsleitungen umhüllen. Genauer als Rollenklemmen dosieren skalierte Flußbegrenzer (Helixsystem) die Flußgeschwindigkeit der Infusionen. Sollen Infusionen durch Pumpensysteme gesteuert einlaufen, so benötigen diese in der Regel exakt darauf abgestimmte Infusionsbestecke, meist mit einem weichen Gummiabschnitt zum Einlegen in das Rollensystem der Infusionspumpe.

Hilfsmittel und Ergänzungen zu den Tropfsystemen

Viele Verweilkanülen bieten bereits einen separaten Ansatz mit einem Rückschlagventil zum Spritzen von Medikamenten über den für die Infusionstherapie genutzten Venenzugang. Für diesen Zweck oder um verschiedene Infusionslösungen parallel laufen zu lassen, eignen sich auch *Dreiwegehähne* oder nach dem gleichen Prinzip aufgebaute *Verteilerbänke;* jeweils öffnet oder verschließt ein drehbarer Hahn Flußrichtungen – je nach der aktuellen Notwendigkeit. Als weniger starr bei der Handhabung erwiesen sich *Y-Anschlüsse* oder *Vierfachanschlüsse.* Nicht genutzte Zugänge verschließt ein aufdrehbarer Verschlußstopfen. Diese sind zum Teil mit einer Kunststoffmembran versehen, so daß durch den Verschluß mit einer Injektionskanüle Flüssigkeiten zugespritzt werden können. (Diese Vorgehensweise verhindert am besten das versehentliche Zurücklaufen von Blut in den Venenzugang und damit dessen Verstopfen.) Bisweilen erweisen sich – in besonderen Pflegesituationen – Infusionszuleitungen als zu kurz. *Verlängerungen* für Infusionsleitungen, der herkömmlichen Leitung und dem eigentlichen Venenzugang zwischengeschaltet, schaffen Abhilfe – doch erhöht ein längerer Weg natürlich den Flußwiderstand. Bei einer Therapie mit einem Perfusor stellen eigene *Perfusorleitungen* die Verbindung zum Gefäßzugang her.

Meßbestecke für den Zentralvenendruck

Eine besondere Ergänzung zum Infusionssystem stellt ein nach oben offener, über einen Dreiwegehahn mit dem eigentlichen Infusionsweg verbundener Seitenschluß eines Infusionssystems dar. Dieser Seitenschluß wird in einer (in Zentimeter Wassersäule) skalierten Meßplatte fixiert und durch Drehen am Dreiwegehahn bei geöffneter Rollenklemme mit Kochsalzlösung gefüllt. Stellt man nun den Dreiwegehahn so ein, daß er die Hauptinfusionsleitung blockiert, aber den Abfluß des Seitenanschlusses hin zum Venenzugang (es muß sich sinnvollerweise um einen zentralen Venenzugang handeln!) freigibt, so fällt der Flüssigkeitsspiegel im Seitenschluß ab, bis der Flüssigkeitsdruck dem Druck im zentralen venösen Gefäß (Zentralvenendruck) gleicht. Man erhält so ein praktikables Maß für die Flüssigkeitsfüllung des Gefäßsystems, eine wichtige Hilfe für die Planung und Korrektur der Infusionstherapie.

Spritzen

Spritzen in allen Größen (von 2, 5, 10, 20 ml Inhalt) gehören natürlich zu den unentbehrlichen Hilfsmitteln einer parenteralen Therapie. Spezielle Spritzen für Perfusoren nehmen meist 50 oder 60 ml Flüssigkeit auf.

Tropfenzähler, Infusomaten und Perfusoren

Elektropumpen garantieren besser als rein mechanische Flußbegrenzer konstante Infusionsgeschwindigkeiten. Automatische Abschaltung und Alarmfunktionen im „Störfall" (Stromausfall, Flußhindernis, fehlender Fluß bei entleertem Infusionsbehältnis, Luftdetektion im Zuleitungssystem) verbessern weiter die Therapiesicherheit, wie häufig um den Preis neuer, technischer Probleme (wie Fehlalarmierungen). Die mechanische Pumpleistung erlaubt zumeist höhere Flußraten als bei Schwerkraftsystemen. Die Kombination von Pumpen und frei tropfenden Infusionen erweist sich oft als nicht glücklich, da die Pumpe Flüssigkeit in die Tropfsysteme hochdrücken kann; d. h. es müssen dann häufig alle Infusionsleitungen mit einer elektrischen Flußhilfe versorgt werden. Die meisten Elektropumpen arbeiten mit einem Stromnetzanschluß, lassen sich aber, ausgestattet mit einem Akkusystem oder vorbereitet für einen Batteriebetrieb, auch – für eine begrenzte Zeit – netzunabhängig betreiben.

Tropfenzähler

Tropfenzähler kontrollieren die Tropfenzahl über einen an der Tropfkammer anzubringenden Sensor und halten so die vorher eingestellte Leistung einer Elektropumpe konstant.

Infusomaten

Infusomaten vermitteln die gewählte Pumpleistung direkt (benötigen aber unbedingt das vorgeschriebene Infusomatenbesteck zur Zuleitung).

Infusionscomputer

Moderne Infusomaten bezeichnet man wegen der vielfältigen Aufgaben und Funktionen, die sie erfüllen können, gern als Infusionscomputer: Sie regulieren mehrere Infusionen mit unterschiedlichen Tropfgeschwindigkeiten, mit vorwählbarem Infusionsbeginn und Infusionsende (und damit definiertem Infusionsvolumen), sie berechnen aus gegebenem Infusionsvolumen und gewünschter Infusionszeit die Flußgeschwindigkeit und erlauben es oft, die infundierte Menge, das Restvolumen sowie die zugehörigen Infusionszeiten abzurufen. Dies erleichtert den Überblick, vor allem bei Infusionslösungen mit Medikamentenzusätzen.

Perfusoren

Elektropumpen für spezielle Perfusorenspritzen benützt man weniger in der Infusionstherapie und parenteralen Ernährung im engeren Sinne, sondern für eine kontinuierlich exakt dosierte parenterale Medikamentengabe.

Aufhängevorrichtungen

Pflegebetten erlauben zumeist die Anbringung eines „Bettgalgens" (eines über das Bett gebogenen Bügels) mit Haken für Infusionslösungen. Fahrbare Infusionsständer bieten sich als Alternative an.

Infusions- und Nährlösungen sowie Infusionszusätze für die parenterale Ernährung[1]

Infusionslösungen für die Flüssigkeits- und Mineralstoffzufuhr (Tabelle 7)

Elektrolytfreie Lösungen

Freies Wasser wäre für die Infusionstherapie nicht geeignet. 5%ige Glukoselösungen (= Traubenzuckerlösungen) werden – da isoton zur Blutflüssigkeit (d. h. von gleicher Wasserbindungsfähigkeit) – gut vertragen – auch über periphere Venen – und wirken, da der Stoffwechsel dieses einfache Kohlenhydrat sofort übernimmt, unter dem Aspekt des Flüssigkeitshaushaltes wie reines Wasser. Als Zuckerersatz kämen noch Xylit (Xylit, ein sog. höherer Alkohol, gehört zu den Kohlenhydraten) und Fruktose (= Lävulose = Fruchtzucker) sowie Sorbit (vom Stoffwechsel her ein Vorläufer der Fruktose) in Betracht, wobei die letzteren beiden wegen seltener Unverträglichkeitserscheinungen kaum noch Einsatz finden. Die elektrolytfreien Lösungen finden sich meist als Bestandteil eines umfassenderen Therapiekonzeptes. Natürlich lassen sich mit diesen wenig konzentrierten Lösungen kaum Kalorien zuführen. Sie eignen sich als Trägerlösungen für Elektrolyte oder Medikamente.

Eindrittelelektrolytlösungen

Drittelelektrolytlösungen enthalten Natrium, den Hauptmineralstoff der Extrazellulärflüssigkeit, in einer Konzentration, die

---

[1] Die meisten Hersteller bieten ein komplettes Programm von Infusionslösungen an. Die als Beispiele herausgegriffenen Präparate in den folgenden Abschnitten wollen die jeweilige Produktpalette nicht werten.

Tabelle 7. Infusionslösungen für die Flüssigkeits- und Mineralstoffzufuh (Beispiele)

Präparat (Hersteller)	Fruktose [g/l]	Xylit [g/l]	Weitere Stoffe
Elektrolytfreie Lösungen			
Glukose 5 (Kabi)	0	0	50 g Glukose/l
Fruktose-Infusions-Lösung 50 (Berlin-Chemie)	0	0	50 g Fruktose/l
Xylit 5 % (Braun Melsungen)	0	0	50 g Xylit/l
Eindrittelelektrolytlösungen			
Tutofusin BG (Kabi)	45	25	50 g Glukose/l
Sterofundin A (Braun Melsungen)	54	0	36 g Glukose/l
Halbelektrolytlösungen			
Jonosteril HD 5 (Fresenius)	68,5	2	55 g Glukose/l
Parenteral HX 5 (Serag-Wiessner)	70	3	50 g Xylit/l
Elomel HG 5/10 (Clintec Salvia)	71	2,5	50/100 g Glukose/l
Zweidrittelelektrolytlösungen			
Parenteral EK G5 kaliumfrei (S.-W.)	100	0	50 g Glukose/l
Normofundin X-2,5 (Braun Mels.)	100	18	25 g Xylit/l
Vollelektrolytlösungen			
Ringer-Lösung (Fresenius)	147,1	4	0
V Infusionslösung 296 mval Elektrolyte (Baxter)	140	5	0
Elomel G5 (Clintec Salvia)	142	5	50 g Glukose/l
Isotonische Kochsalzlösung 0,9 % (Fresenius)	154	0	0

etwa einem Drittel der Plasmakonzentration (Plasma = Blutflüssigkeit ohne zelluläre Elemente) dieses Minerals entspricht (daraus leitet sich die Bezeichnung ab) sowie weitere Elektrolyte (zumeist in höherer Konzentration als im Blutplasma) und – gewissermaßen als Wasserhalter – Glukose, so daß sich mit diesen über periphere Venen verträglichen Lösungen eine ausgewogene Flüssigkeits- und Mineralstoffversorgung erreichen läßt (freilich wieder keine kalorische Bedarfsdeckung, die aber – für eine begrenzte Zeit zumindest – viele klinische Situationen gar nicht erfordern).

Halbelektrolytlösungen

Entsprechend der obigen Festlegung findet sich in Halbelektrolytlösungen Natrium in halber Plasmakonzentration. Anders als bei den Drittelelektrolytlösungen, wurde aber zumeist auch die Konzentration der übrigen Elektrolyte auf halbe Plasmawerte reduziert. Als „Füllstoff" dient in der Regel wieder Glukose. Das Kalorienangebot dieser Lösungen bedeutet wiederum allenfalls eine Minimalversorgung. Man setzt solche Lösungen bei etwas höherem Natriumbedarf ein und bei gebotener Vorsicht gegenüber einer möglichen Kaliumüberladung, z. B. perioperativ (med.: in einem Zeitraum vor, während und nach Operationen).

Zweitdrittelelektrolytlösungen

Das im Extrazellulärraum vorherrschende Natrium findet sich wieder als Hauptelektrolyt dieser Lösungen, hier eben in etwa zwei Drittel der Plasmakonzentration, kombiniert mit anderen Elektrolyten, deren Gehalt bei den einzelnen Handelspräparaten voneinander abweicht. Als Hauptanwendungsbereich darf man wieder die perioperative Phase festhalten.

Vollelektrolytlösungen

Bei Vollelektrolytlösungen entspricht die Mineralstoffzusammensetzung der des Blutplasmas. Nährstoffzusätze fehlen im typischen Fall. Im Grunde müssen physiologische Kochsalzlösungen, die nur das Hauptmineral des Plasmas enthalten und auf andere Zusätze gänzlich verzichten, ähnlich bewertet werden. Diese Lösungen dienen z. B. als einfachster Ersatz bei Blut- und Plasmaverlusten. Unkritisch eingesetzt können sie eine Kochsalz- und Flüssigkeitsüberladung und Mineralstoffentgleisungen (Kaliummangel) bewirken.

Weitere Elektrolytlösungen

Die Hersteller bieten eine Vielfalt von elektrolyt- und kohlenhydrathaltigen Infusionslösungen an. Ihre Zusammensetzung muß jeweils den Herstellerangaben entnommen werden. Meist lassen sie sich aber doch einer der hier aufgeführten Hauptgruppen zuordnen.

Infusionslösungen für die Zufuhr von Nährstoffen

Glukoselösungen (Tabelle 8)

Glukose stellt einen universell verwertbaren Kalorienträger dar. Auch hochspezialisierte Organe wie das Nervensystem (Gehirn) oder unvollständige Zellen wie die Erythrozyten (rote Blutkörperchen) können sie für ihren Stoffwechsel, für die Energiegewinnung nutzen. Für die periphervenöse Ernährung eignen sich 5%ige Lösungen (d. h. 5 g Glukose pro 100 ml), allenfalls noch 10%ige Lösungen; 20%ige oder gar 40%ige Lösungen (bis 70%ige Zubereitungen stehen zur Verfügung) dürfen aus Gründen der Venenverträglichkeit nur über zentrale Venenkatheter zugeführt werden. Auch einen solchen Basisnährstoff verarbeitet der Organismus nicht unbegrenzt, vor allem nicht in Streßsituationen, bei schweren inneren Erkrankungen, nach schweren Unfällen oder nach großen Operationen (hier stellt der

Tabelle 8. Kohlenhydratlösungen (Beispiele)

Präparat	Glukose [g/l]	Fruktose [g/l]	Xylit [g/l]	Natrium [mmol/l]	Kalium [mmol/l]	Kaloriengehalt [kcal/l]
Kohlenhydrateinzelstoffe ohne Elektrolyte:						
Glucosteril (Fresenius)						
– 5%	50	0	0	0	0	200
– 10%	100	0	0	0	0	400
– 20%	200	0	0	0	0	800
– 40%	400	0	0	0	0	1600
– 50%	500	0	0	0	0	2000
– 70%	700	0	0	0	0	2800
Lävuloselösung (Eifelfango)						
– 5%	0	50	0	0	0	200
– 10%	0	100	0	0	0	400
– 20%	0	200	0	0	0	800
– 40%	0	400	0	0	0	1600
Xylit-Lösung (Clintec Salvia)						
– 5%	0	0	50	0	0	200
– 10%	0	0	100	0	0	400
Kohlenhydrateinzelstoffe mit Elektrolyten:						
Salvia Cal E-G (Clint. Sal.)						
– 12%	120	0	0	50	30	480
– 24%	240	0	0	50	30	960
– 40%	400	0	0	50	30	1600
Kohlenhydratkombinationen ohne Elektrolyte:						
GX (Kabi)						
– 12%	60	0	60	0	0	500
– 20%	100	0	100	0	0	800
– 35%	175	0	175	0	0	1400
Kaloplasmal (Braun Melsungen)						
– 30%	200	0	100	0	0	1200

Tabelle 8 (Fortsetzung)

Präparat	Glu-kose [g/l]	Fruk-tose [g/l]	Xylit [g/l]	Na-trium [mmol/l]	Ka-lium [mmol/l]	Kalorien-gehalt [kcal/l]
Hochkal.-LSG LGX (Serag-Wiessner)						
– 24%	60	120	60	0	0	960
– 40%	100	200	100	0	0	1600
GX Pfrimmer (Kabi)						
– 12%	60	0	60	0	0	480
– 20%	100	0	100	0	0	960
– 35%	175	0	175	0	0	1500
Kohlenhydratkombinationen mit Elektrolyten:						
Salvi Cal. E-GX (Clintec Salvia)						
– 12%	60	0	60	50	30	480
– 20%	100	0	100	50	30	800
GX 20% E Pfrimmer (Kabi)	100	0	100	80	50	800
Parenteral EK Cal GX (Serag-Wiessner)						
– 10%	50	0	50	90	25	400
– 20%	100	0	100	90	25	800
– 40%	300	0	100	80	39,4	1600

Organismus aus seinen eigenen Reserven genug Glukose zur Verfügung) oder bei einer diabetischen Stoffwechsellage (Zuckerkrankheit), und es können Hyperglykämien (med.: überhöhte Blutzuckerwerte) auftreten. Begrenzung der Glukosedosis, langsame Infusionsgeschwindigkeit und allmähliche Steigerung der Zufuhrrate oder (beim Diabetes mellitus) die angepaßte Insulinzugabe helfen, Probleme zu vermeiden.

Zuckeraustauschstoffe: Fruktose, Sorbit, Xylit

Schwierigkeiten mit der begrenzten Glukosetoleranz versucht man durch den (teilweisen) Ersatz der Glukose durch andere Kohlenhydrate, sogenannte Zuckeraustauschstoffe, zu umgehen. Sie werden insulinunabhängig in die Zelle eingeschleust und nutzen, zumindest zu einem gewissen Grad, andere Stoffwechselwege als die Glukose (dies gilt vor allem für Xylit). So behaupten Xylit (biologisch ein Kohlenhydrat, ein Zuckerstoff, chemisch ein Alkohol, aber ohne die bekannten Wirkungen des Äthanols, landläufig als „Alkohol" bezeichnet), schon weniger Fruktose (= Fruchtzucker =Lävulose) und Sorbit (chemisch ein Alkohol, vom Stoffwechsel her gesehen ein unmittelbarer Vorläufer der Fruktose) ihren Platz in der parenteralen Ernährung. Die Glukoseaustauschstoffe werden vor allem in der Leber verabeitet. Dies schränkt die Stoffwechselkapazität für diese Substanzen bedeutend ein. Auch die Ersatzstoffe bleiben letztlich doch auf einen ausreichenden Insulineffekt angewiesen. Bei der Fruktoseintoleranz, einer seltenen angeborenen Stoffwechselstörung, können Fruktose und das mit ihm verwandte Sorbit eine schwere Stoffwechselentgleisung mit Organschädigung (vorwiegend der Leber) auslösen. Hinweisen auf eine Unverträglichkeit gegenüber Früchten in der Anamnese (med.: Vorgeschichte) kommt in diesem Zusammenhang eine wichtige Bedeutung zu. Vor der Erstanwendung soll ein Fruktosetoleranztest durchgeführt werden. Auf Glukoseersatzstoffe könnte man in der parenteralen Ernährung durchaus verzichten, nicht hingegen auf Glukose. Die Ersatzstoffe finden sich daher in der Regel nur in einem Gesamtkonzept der Infusionstherapie und werden entsprechend von der Industrie vorwiegend in Mischlösungen (Glukose – Xylit oder Fruktose – Glukose – Xylit; Sorbit in Kombination mit Aminosäuren) angeboten.

Fettemulsionen (Tabelle 9)

Fett zeichnet sich durch einen besonders hohen Energiegehalt (Kaloriengehalt) aus. Es kann von der Leber, aber auch in der Peripherie, von der Muskulatur oder vom Fettgewebe, verarbeitet werden. Als 10%ige wie als 20%ige Lösung erweist es sich als gut gefäßverträglich, auch über kleine nichtzentrale Venen. Zumindest für eine längerwährende parenterale Ernährung vermögen andere Kalorienträger ein gewisses Fettangebot nicht zu ersetzen: Einige Fettsäuren gelten als essentiell (d. h. der Mensch kann sie nicht selbst herstellen, benötigt sie aber unbedingt). Langkettige Triglyzeride benötigen ausreichend Koenzyme für ihre Verwertung, die dann aber auch in der Peripherie erfolgen kann. Mittelkettige Triglyzeride lassen sich auch ohne diese Hilfe verarbeiten, allerdings nur durch die Leber. Man setzt sie eher zurückhaltend ein. Selten werden einzelne Präparationen nicht gut vertragen (Fieberreaktion). Für kritische Streßsituationen (in denen der Körper bereits seine eigenen Fettdepots mobilisiert) eigenen sich Fettinfusionen nicht. Langsame Tropfgeschwindigkeit und allmähliche Dosissteigerung verbessern die Verträglichkeit und die Fettverwertung.

Tabelle 9. Fettlösungen (Beispiele)

Präparat (Hersteller)	Hauptkomponenten	Kaloriengehalt [kcal/l]
Lipovenös (Fresenius)		
10%	Sojabohnenöl	1100
20%	Sojabohnenöl	2000
Lipofundin MCT (Braun Melsungen)		
10%	Sojabohnenöl, mittelkettige Triglyzeride	1000
20%	Sojabohnenöl, mittelkettige Triglyzeride	2000

Aminosäuren (Tabelle 10)

Jedwede parenterale Ernährung muß die Bausteine der Proteine (der Eiweiße), die Aminosäuren, berücksichtigen. Viele der benötigten Aminosäuren kann der Organismus aus anderen Bausteinen aufbauen (nichtessentielle Aminosäuren), andere muß ihm die Nahrung als notwendig, aber nicht im eigenen Stoffwechsel herstellbar (man sagt: als essentiell) zuführen. Bis 10%ige Lösungen stehen überlicherweise zur Verfügung, zur Zufuhr über zentrale oder auch periphere Venenzugänge. Aminosäurelösungen werden gut vertragen und selbst in den sonst kritischen Streßsituationen vom Stoffwechsel akzeptiert und verarbeitet. Um eine Nutzung der Aminosäuren vorwiegend für den Eiweißaufbau zu erreichen, eine Einschleusung in den Energiestoffwechsel aber möglichst zu unterbinden, sollen Aminosäuren stets zusammen mit Kalorienträgern, vornehmlich Kohlenhydraten, gemeinsam infundiert werden.

Aminosäurelösungen für besondere Stoffwechselsituationen

Auch für die Aminosäuren stellt die Leber das wichtigste Stoffwechselorgan dar. Kompliziert aufgebaute Aminosäuren (in der Chemie als aromatisch bezeichnet) baut ausschließlich die Leber ab. Sie erweisen sich bei schweren Leberschäden daher als problematisch, während einfache Aminosäuren (chemisch: aliphatische) auch von der Peripherie, etwa in der Muskulatur, gut verwertet werden. Daher gibt es für ernste Lebererkrankungen besonders adaptierte (med.: angepaßte) Aminosäuren; reich an aliphatischen Aminosäuren. Speziell für die hepatische Enzephalopathie (*hepar,* lat.: Leber; *encephalon,* griech.: Gehirn; *pathos,* griech.: Leiden; also: Störung der Gehirnfunktion durch ein Leberversagen) wurden Aminosäuregemische konzipiert, die den Abbau der kritischen Aminosäuren zu Harnstoff

Tabelle 10. Aminosäurelösungen (Beispiele)

Präparat	Amino-säuren [g/l]	Glu-kose [g/l]	Sor-bit [g/l]	Xylit [g/l]	Na-trium [mmol/l]	Ka-lium [mmol/l]	Kalorien-gehalt [kcal/l]
Aminosäurelösungen ohne Kohlenhydrate und ohne Elektrolyte (Kationen)							
Synthamin V (Baxter)							
– 5,5%	55	0	0	0	0	0	220
– 8,5%	85	0	0	0	0	0	340
– 10%	100	0	0	0	0	0	400
Intrafusin (Kabi)							
– 10%	100	0	0	0	0	0	400
– 15%	150	0	0	0	0	0	600
Aminosäurelösungen ohne Kohlenhydrate, mit Elektrolyten (Kationen)							
Aminomel E (Cli. Sal.)							
– 6%	60	0	0	0	35	25	240
– 8%	80	0	0	0	35	30	320
– 10%	100	0	0	0	69	45	400
– 12,5%	125	0	0	0	87	56	500
Aminosäurelösungen mit Kohlenhydraten und mit Elektrolyten (Kationen)							
Aminomel G-E (Clintec Salvia)							
– 6%	60	100	0	0	35	25	640
– 8%	80	0	0	0	35	30	720
– 10%	100	0	0	0	35	30	800
Aminomel G-E (Clintec Salvia)							
– 6%	60	0	0	100	35	25	640
– 8%	80	0	0	0	35	30	720
– 10%	100	0	0	0	69	45	800
– 12,5%	125	0	0	0	87	56	900
Infesol 40 (Berlin-Chemie)	40	0	100	0	40,2	25	556

Tabelle 10 (Fortsetzung)

Präparat	Amino-säuren [g/l]	Glu-kose [g/l]	Sor-bit [g/l]	Xylit [g/l]	Na-trium [mmol/l]	Ka-lium [mmol/l]	Kalorien-gehalt [kcal/l]
Aminosäurelösungen bei Nierenschwäche							
Nephrosteril (Fresenius)	71	0	0	0	0	0	364
Aminosäurelösungen bei Leberschwäche							
Aminosteril N-Hepa (Fresenius)							
– 5%	50	0	0	0	0	0	205
– 8%	80	0	0	0	0	0	328
Hepar 10% (Kabi)	100	0	0	0	0	0	400
Hepasteril A (Fresenius)	30,2	0	50	0	37	40	320

(und letzlich die Ausscheidung über die Niere) erleichtern. Stickstoffgruppen, die wesentlichen Kennzeichen der Amino-säuren, muß die Niere ausscheiden. Eine renale Insuffizienz (med.: Nierenschwäche) beschränkt daher die erlaubte Amino-säuremenge und man konzentriert sich oft auf die essentiellen Aminosäuren (die – anstelle der Stickstoffausscheidung – den Eiweißaufbau aus Stickstoffgruppen anregen sollen).

Infusionsgemische und Kombinationsinfusionslösungen (Tabelle 11)

Wie die natürliche Ernährung sollte auch die künstliche, hier die parenterale, alle Hauptkomponenten der Ernährung möglichst gleichmäßig und gleichzeitig anbieten. Infusionslösungen und Infusionszusätze darf man in der Regel miteinander mischen

Tabelle 11. Kombinationslösungen (Beispiele)

Präparat	Amino- säuren [g/l]	Glu- kose [g/l]	Sor- bit [g/l]	Xylit [g/l]	Na- trium [mmol/l]	Ka- lium [mmol/l]	Kalorien- gehalt [kcal/l]
Periphervenöse Zufuhr möglich:							
AKE 1100 (Fresenius)							
– mit Glukose	30	60	0	0	50	25	360
– mit Xylit	30	0	0	60	50	25	360
Intramin (Kabi)							
– G	35	60	0	0	50	30	380
– GX	35	30	0	30	50	30	380
Zentralvenöse Zufuhr empfehlenswert:							
AKE 3000 (Fresenius)	35	100	60	60	50	25	1045
Aminomix 1 (Fresenius)	50	200	0	0	50	30	1025

(und entsprechende Mischbeutel stellen ein wichtiges Hilfsmittel der parenteralen Ernährung dar). Eine andere Lösung bieten die Hersteller mit ihren Kombinationslösungen an. Sie enthalten für gewöhnlich eine ausgewogene Elektrolytzusammensetzung (entsprechend etwa einer Drittelelektrolytlösung) sowie Kohlenhydrate und Aminosäuren, aber keine Fette. Diese müßten also im Infusionsplan separat Berücksichtigung finden. Auch für die periphervenöse Applikation (med.: Verabreichung) vorgesehene Kombinationen erweisen sich als nur begrenzt gefäßverträglich. Sie vermögen bei einer vertretbaren Flüssigkeitsbelastung dennoch nicht den vollen Ernährungsbedarf abzudecken, eignen sich also nur als Überbrückungsmaßnahme. Hochkalorische Kombinationen (für die „volle parenterale Ernährung") erfordern einen zentralen Venenzugang. Die einfache Art und Weise der Anwendung spricht für die

Kombinationslösungen. Der Erfahrene aber verläßt sich lieber auf individuell zusammengestellte Infusionsprogramme. Diese können kritischen Krankheits- und Stoffwechselsituationen besser gerecht werden.

Infusionslösungen für besondere therapeutische Anliegen

Entsprechend der Ausrichtung dieser Übersicht auf die künstliche Ernährung hin sollen diese Aspekte der Infusionstherapie nur gestreift werden.

Plasmaersatzlösungen

Als Plasma bezeichnet man die Blutflüssigkeit ohne zelluläre Elemente, also ohne Erythrozyten (rote Blutkörperchen: Sauerstoffträger), ohne Leukozyten (weiße Blutkörperchen: Abwehrzellen) und ohne Thrombozyten (Blutplättchen: Helfer bei der Blutgerinnung). Den Verlust zellulärer Blutbestandteile toleriert der Organismus in recht weiten Grenzen relativ gut. Die Indikation für eine Bluttransfusion soll man daher kritisch prüfen. Ein vermindertes Blutflüssigkeitsvolumen hingegen gibt schnell Probleme, vor allem der Kreislaufregulation, auf. „Freies Wasser" (Glukoselösungen) geht dem Kreislaufsystem rasch wieder verloren. Elektrolytlösungen ersetzen immerhin den gleichzeitigen Mineralstoffverlust. Noch in der Erprobung befindliche hochkonzentrierte Kochsalzlösungen heben den Blutdruck sogar recht gut an. Lösungen von Dextranen, Hydroxyäthylstärke oder Gelatine, von relativ großen Molekülen (gewissermaßen Ersatzeiweißen) mit guter Wasserbindung, erhalten einen intravasalen (lat.: *intra:* innerhalb; lat.: *vas:* Gefäß) Volumenersatz längere Zeit aufrecht. Einen in vieler Hinsicht idealen Plasmaersatz stellen Humanalbuminlösungen

(Albumin: Haupteiweiß des Blutplasmas, human: menschlich) oder Plasmaproteinlösungen (mit einem noch breiteren Eiweißspektrum) dar. Spezielle Eiweißkomponenten wie Gerinnungsfaktoren oder Immunglobuline (Abwehreiweiße) stehen als Konzentrate zur Verfügung.

Durchblutungsfördernde Infusionen

Lösungen von Plasmaersatzstoffen wie Hydroxyäthylstärke oder Dextrane verdünnen das Blut durch ihr eigenes Flüssigkeitsvolumen, ziehen in geeigneter Konzentration zusätzlich Gewebewasser ins Gefäß und bilden einen Gleitfilm für zelluläre Blutbestandteile und verbessern so die Fließeigenschaften des Blutes. Sie gehören daher zum Therapierepertoire bei verschiedensten Durchblutungsstörungen.

Osmotherapeutika

Lösungen von Glyzerin, Mannit oder Sorbit besitzen eine hohe osmotische Kraft, ein hohes Wasserbindungsvermogen. Sie entziehen dem Gewebe Wasser. Man macht sich dies bei bedrohlichen Organödemen, z. B. bei einem Hirnödem, zunutze und erreicht so eine Organentwässerung und -druckentlastung. Mannit und Sorbit binden auch Wasser im Ausscheidungssystem der Niere und regen stark die Diurese (Harnausscheidung) an. Manchmal läßt sich auf diesem Weg ein drohendes Nierenversagen abwenden.

Infusionen als Trägerlösungen für Therapeutika

Die Zumischung von Mineralstoffen, von Vitaminen, von Medikamenten zu Infusionslösungen ermöglicht es, intravenös, mit sicherer Dosierung und nach Bedarf über längere Zeiträume ausgedehnt, auf den Organismus Einfluß zu nehmen. Neben dem therapeutischen Effekt der Infusionen an sich stellt diese Trägerfunktion oft einen wesentlichen Aspekt einer Infusionsbehandlung dar. Über die Verträglichkeit verschiedenster Zusätze informieren in der Regel die Angaben der Hersteller.

Infusionszusätze und Ergänzungen der Infusionstherapie (Tabelle 12)

Elektrolytkonzentrate

Für die individuelle Abstimmung eines Infusionsplanes stehen Mineralstoffkonzentrate (Elektrolytkonzentrate) zur Verfü-

Tabelle 12. Ergänzungen zur Infusionstherapie und Infusionszusätze (Beispiele)

Präparat	Inhaltsstoffe	Verwendung als
Natriumhydrogenkarbonat 4,2/8,4% (Fresenius)	Natriumhydrogencarbonat	Kurzinfusion
Tromcardin	Kalium, Magnesium, Sorbit	Kurzinfusion
Inzolen-HK/-KM 21	Natrium, Kalium, Magnesium, Kupfer, Zink, Mangan, Kobalt	Kurzinfusion Infusionszusatz
Natriumchlorid-Lösung 1 M Pfrimmer (Kabi)	Natriumchlorid	Infusionszusatz
0,5 m-Kalziumchlorid-Lösung (Clintec Salvia)	Kalziumchlorid	Infusionszusatz
1M-Kaliumchlorid-Lösung (Fresenius)	Kaliumchlorid	Infusionszusatz
Natriumphosphat (Braun)	Dinatriumhydrogenphosphat	Infusionszusatz
Kaliumphosphat (Braun)	Kaliumdihydrogenphosphat	Infusionszusatz
Multibionta zur Infusion	Vitamin A, B_1, B_2, Nicotinamid, Dexpanthenol, B_6, C, E	Infusionszusatz
Vitintra Adult	Vitamin A, D, K	Infusionszusatz

gung. Besonders häufig wird man für eine einzelfallgerechte Elektrolytzusammenstellung auf Kaliumchlorid, Kalium- bzw. Natriumphosphat, Natriumchlorid und Magnesium- sowie Kalziumsalze zurückgreifen. Eine gewisse Sonderstellung nehmen Natriumbikarbonatlösungen (seltener Trispufferlösungen) zur Korrektur einer Azidose (Übersäuerung) oder, nur ausnahmsweise vonnöten, Ammoniumchloridlösungen zur Korrektur einer Alkalose (Säuremangel) ein. Natriumbikarbonatlösungen sind zumeist als Kurzinfusionen abgepackt.

Spurenelemente

Spurenelemente kommen im Körper nur in kleinsten Mengen vor, müssen eine längerwährende parenterale Ernährung aber gleichwohl ergänzen, um ernsten, oft schwer als solchen zu erkennenden Mangelerscheinungen vorzubeugen.

Vitamine

Auch Vitamine dürfen in der parenteralen Ernährung nicht fehlen, sollen nicht Vitaminmangelsymptome auftreten. Es stehen Einzelvitamine, Vitamingruppen, vor allem die wichtigen B-Vitamine sowie Multivitaminkombinationen zur Verfügung. Während die wasserlöslichen Vitamine (B-Gruppe, C, Folsäure) meist in ein parenterales Ernährungsprogramm Aufnahme finden, geraten die fettlöslichen (A, D, E, K) leichter in Vergessenheit. Letztere müssen intramuskulär (med.: in die Muskulatur) gespritzt oder Fettemulsionen zugesetzt werden. Die wasserlöslichen Vitaminzubereitungen sollen als Kurzinfusionen, am besten lichtgeschützt gegeben werden.

Ambulante Betreuung für die Infusionstherapie und die parenterale Ernährung

Infusionstherapie und parenterale Ernährung müssen nur sehr selten ambulant durchgeführt werden. Nur wenige meist junge, bildsame Patienten kommen für diese Form der künstlichen Ernährung in Betracht. Nach eingehender Schulung und Unterweisung schon im klinischen Bereich können diese Patienten alle wichtigen Handgriffe und Verrichtungen für Beginn, Abwicklung und Abschluß eines Infusionszyklus selbst durchführen. Familienangehörige werden zweckmäßigerweise in die Unterrichtung mit einbezogen und leisten oft Hilfestellung bei der Durchführung der parenteralen Ernährung. Patient, Angehörige, Hausarzt, verantwortliche Klinik und ambulante Krankenpflegekräfte arbeiten in der Betreuung eng zusammen. Spezialisierte Ernährungsteams, gut ausgebildete Fachkräfte der Hersteller von Infusionslösungen, schalten sich mit in die Versorgung solcher Patienten ein. Das gemeinsame Bemühen ermöglicht es, eine solche Extremform von Ernährung auch außerhalb der Klinik über viele Jahre hinweg erfolgreich durchzuführen.

Praktische Hinweise und Regeln für die Infusionstherapie und die parenterale Ernährung

Infusionsgeschwindigkeit

Infusionen sollen möglichst langsam einlaufen.
Dies verbessert die Venenverträglichkeit der Lösungen, vermeidet akute Kreislaufüberlastungen, verhindert plötzliche Elektrolytentgleisungen (Kaliumüberladung!) und beugt einer Überbeanspruchung umsatzlimitierter Stoffwechsel-

wege (Blutzuckeranstieg) vor. (Für die Infusionstherapie in Notfallsituationen, beim Schock, bei akutem Blutvolumenmangel gelten natürlich eigene Bestimmungen, ebenso immer dann, wenn Infusionen lediglich als Träger einer medikamentösen Therapie dienen.)

Infusionsdauer

Parenterale Ernährung und Infusionstherapie werden als 24-Stunden-Behandlung durchgeführt.
Die gleichen Gesichtspunkte, wie sie für eine langsame Infusionsgeschwindigkeit ins Feld geführt wurden, gelten auch unter diesem Aspekt. Es legen ja auch Erkrankungen und kritische Schwächezustände keine „Nachtruhe" ein; der Stoffwechselbedarf kennt keine wirklichen Pausen. Viele Erkrankungen stören den Schlaf-Wach-Rhythmus, ja kehren ihn vielleicht sogar um (typischer abendlicher Fieberanstieg). Auch die natürliche Zufuhr von Nahrung und Flüssigkeiten erfolgt nur teilweise und oft nur scheinbar zyklisch: Magen und Darm verzögern und verlängern die Nahrungsaufnahme; die Leber als Speicher- und Pufferorgan gegenüber dem Gesamtorganismus glättet die Schwankungen des Stoffwechselmilieus weiter; die Niere gleicht den Flüssigkeitshaushalt mit Urinverdünnungs- (tagsüber) und -konzentrationsphasen (nachts) aus. Eine Therapie soll die Regulationsfähigkeit des Organismus aber nicht ausreizen, sondern sein Funktionieren und Arbeiten erleichtern. Allein die ambulante parenterale Langzeiternährung strebt an, mit kürzeren Infusionszeiten – bis zu etwa 12 Stunden, oft während der Nacht – auszukommen, zugunsten längerer therapiefreier Intervalle, um dem Patienten in dieser Zeit weitgehend unbeeinträchtigte Alltagsaktivitäten zu ermöglichen.

Paralleltherapie mit Infusionslösungen und Infusionszusätzen

Die Komponenten eines Infusionsprogramms sollen möglichst parallel (gleichzeitig) einlaufen.
Diese Forderung ergibt sich bereits aus der Empfehlung, geringe Infusionsflußraten anzustreben. Die unterschiedlichen Bestandteile eines komplexen Infusionsprogramms unterstützen und begünstigen einander in ihrer Effektivität. Fette nutzt der Körper am besten im Beisein von Kohlenhydraten; Kalorienträger, vor allem Kohlenhydrate, müssen Aminosäuren vor der Einschleusung in den Energiestoffwechsel bewahren, sollen sie dem Eiweißaufbau dienen; Kohlenhydrate ziehen Kalium mit in die Zelle und benötigen, um letztlich im Energiehaushalt zu wirken, Phosphat – der Stoffwechsel läuft nicht in aufeinanderfolgenden Einzeletappen ab, sondern als vielfältig verflochtenes Netzwerk – und die Infusionstherapie und die parenterale Ernährung müssen sich darauf einstellen. (Schließlich essen wir ja bei der natürlichen Ernährung nicht etwa zum Frühstück nur Fette (Butter), zum Mittagessen nur Eiweiß (mageres Fleisch), zum Abendessen nur Kohlenhydrate (Haushaltszucker); schon die Nährmittel stellen ja eine Nährstoffmischung dar.)

Überwachung der Infusionstherapie und der parenteralen Ernährung

Patienten mit einer Infusionstherapie bzw. einer parenteralen Ernährung bedürfen einer sorgfältigen Überwachung und Kontrolle der Gefäßzugänge, der Kreislaufsituation und der Stoffwechsellage.

Die **Kontrolle und Pflege der Gefäßzugänge** soll lokale Therapieprobleme (Dislokation des Venenzugangs, Entzündung, Thrombose, Verstopfung des Zugangs) verhindern oder so früh erkennen, daß keine schwerwiegenden Folgen daraus erwachsen können. Die **Kreislaufüberwachung** beinhaltet das Messen von Puls und Blutdruck, die Bestimmung des Zentralvenendrucks, die Dokumentation von Einfuhr und Ausscheidung (Urinmenge, Verluste über Drainagen [med.: Flüssigkeitsableitungen, meist nach Operationen], Verluste durch Diarrhö [med.: Durchfall], Verluste durch Schwitzen und Fieber usw.) für die Erstellung einer Flüssigkeitsbilanz, wenn möglich auch die Kontrolle des Körpergewichts sowie ärztliche Untersuchungen einschließlich apparativer Maßnahmen (Röntgenaufnahmen der Thoraxorgane [med.: Organe des Brustraums]). Die **metabolische Kontrolle (Überwachung des Stoffwechsels)** geschieht vor allem durch Laborbestimmungen: Mineralstoffe, Retentionswerte (med.: Laborwerte, die bei einer Nierenschwäche im Blut ansteigen [Harnstoff, Kreatinin, Harnsäure]), „Leberwerte", Blutzucker und Blutfette spiegeln die Stoffwechselsituation für eine gute Therapieführung zumeist genügend wider. Je kritischer ein Patient darniederliegt, um so engmaschiger erfolgt die Überwachung; in stabilen Phasen dürfen sich die Kontrollintervalle vergrößern.

Infusionstherapie und parenterale Ernährung als Teil eines therapeutischen Gesamtkonzepts

Infusionstherapie und parenterale Ernährung müssen sich an der klinischen Gesamtsituation orientieren; sie müssen sich den Kreislaufbedürfnissen und den Stoffwechselmöglichkeiten des Patienten anpassen.

Dies bedeutet, daß das Infusions- und Ernährungskonzept den Patienten nicht mit Flüssigkeit überladen und daß das Kalorienangebot nicht den Stoffwechselrahmen sprengen darf (es sollen in der Regel nicht höchste Diuretikadosen [med.: Diuretika = harntreibende Medikamente] einen „theoretisch zu fordernden" Flüssigkeitsdurchsatz erzwingen; es sollen nicht Insulingaben beim Nichtdiabetiker [oder übermäßige Insulingaben beim Diabetiker] eine nur sehr vordergründig optimale Versorgung der Zellen mit Kohlenhydraten und anderen Energieträgern „sicherstellen"). Besondere Vorsicht walte daher in kreislauf- und stoffwechsellabilen Streßsituationen (im sogenannten *„Postaggressionsstoffwechsel"* nach schweren Traumata [med.: Verletzungen] oder großen Operationen oder bei ernsten Entzündungen) sowie zu Beginn einer Infusionstherapie; eine parenterale Ernährung baue man allmählich (über Tage hinweg) auf.

Beispiele für Therapieschemata s. Abb. 10.

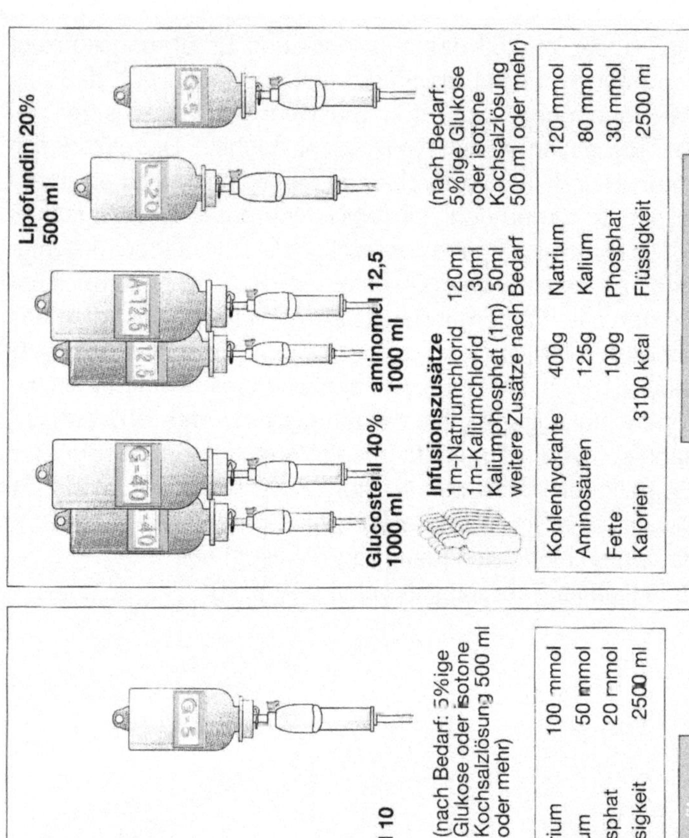

Lipofundin 20%
500 ml

aminomel 12,5
1000 ml

Glucosteril 40%
1000 ml

Infusionszusätze
1m-Natriumchlorid   120ml
1m-Kaliumchlorid   30ml
Kaliumphosphat (1m) 50ml
weitere Zusätze nach Bedarf

(nach Bedarf:
5%ige Glukose
oder isotone
Kochsalzlösung
500 ml oder mehr)

Kohlenhydrahte   400g   Natrium   120 mmol
Aminosäuren   125g   Kalium   80 mmol
Fette   100g   Phosphat   30 mmol
Kalorien   3100 kcal   Flüssigkeit   2500 ml

zentralvenöse Ernährung

Intralipid 10
500 ml

AKE 1100 mit Glukose
2000 ml

(nach Bedarf: 5%ige
Glukose oder isotone
Kochsalzlösung 500 ml
oder mehr)

Kohlenhydrahte   120g   Natrium   100 mmol
Aminosäuren   60g   Kalium   50 mmol
Fette   50g   Phosphat   20 mmol
Kalorien   1270 kcal   Flüssigkeit   2500 ml

periphervenöse Ernährung

Abb. 10. Künstliche parenterale Ernährung. Therapieschemata. Beispiele

Notizen

Notizen

Künstliche enterale Ernährung: Ernährung mit Formuladiäten, Ernährung über Sonden

Künstliche enterale Ernährung

Diese Ernährungsform läßt sich beschreiben als Zufuhr einer „nichtnatürlich (künstlich, d. h. industriell) zubereiteten Kost in das Verdauungssystem (enteral von griech.: *enteron* = Darm) oder als Nahrungszufuhr in das Verdauungssystem mit Hilfe von Sonden. Häufig werden beide Aspekte der künstlichen enteralen Ernährung zugleich genutzt.

Ernährung mit Formuladiäten

Eine freie Kost enthält die Nährstoffe (Kohlenhydrate, Fette, Aminosäuren, Flüssigkeiten, Mineralstoffe, Vitamine, Ballaststoffe usw.) in variabler Zusammensetzung. Selbst eine gezielt aufgestellte Diät (griech.: *diaita* = Lebensweise, im medizinischen Sprachgebrauch: Kost) muß sich mit einer orientierenden Abschätzung des Gehaltes an Nahrungsbestandteilen begnügen. So „mißt" man etwa den Kohlenhydratanteil einer Diabetikerkost mäßig genau in Broteinheiten (1 Broteinheit [BE] = 12 g Kohlenhydrate). Für eine künstliche (industriell gefertigte) Kost hingegen läßt sich die zugeführte Menge aller ihrer Komponenten genau definieren und vorschreiben (lat.: *Formula* = Regel, Vorschrift; daher: *Formuladiät* oder eingedeutscht: *Formeldiät*).

Ernährung über Sonden

Sonden, die in den Magen oder in den Dünndarm münden, ermöglichen eine Nahrungszufuhr zum Verdauungssystem ohne Mithilfe des Patienten. „Sondenernährung" steht daher weitgehend synonym für „künstliche enterale Ernährung". Für die Sondenernährung eignen sich in besonderer Weise Formuladiäten.

Anwendungsbereiche

Patienten, die nicht essen und/oder trinken können, wollen oder dürfen, sind auf eine künstliche Ernährung angewiesen. Hierzu gehören Patienten mit einer behinderten Nahrungspassage, mit einer verminderten Verdauungsleistung, mit beeinträchtigtem Schluckakt, mit Störungen des Appetit- und/oder Durstgefühls oder mit gravierenden Verwirrungszuständen und ernsten Verhaltensstörungen, Alterspatienten, Patienten mit Erkrankungen des Nervensystems, mit malignen (med.: bösartigen, Tumor-) Erkrankungen, Patienten unter dem Einfluß aggressiver Chemotherapiemedikamente gegen Tumoren, Patienten auf Intensivstationen, Patienten mit Allgemeinschwächen – kurzum Schwerkranke und Pflegebedürftige. Soweit das Verdauungssystem für die Nahrungsaufnahme noch genutzt werden kann, sollte dieser (im Vergleich zur parenteralen Ernährung) naturnähere Weg den Vorzug erhalten. Weitaus besser als die parenterale Ernährung eignet sich die künstliche enterale Ernährung – vor allem als Ernährung über eine perkutanendoskopische Gastrostomie – nicht nur für den Einsatz unter stationären (Krankenhaus)bedingungen, sondern auch für die ambulante (lat.: *ambulare* = Herumlaufen; med.: nichtstationär) Patientenbetreuung – in Pflegeheimen – und sogar für die Pflege – durch Krankenpflegekräfte und/oder Angehörige – im häuslichen Bereich.

Techniken und Methoden der künstlichen enteralen Ernährung

Nasogastrale und nasoduodenale Sonden

Prinzip

Sonden lassen sich über die Nase bis in den Magen (med.: nasogastral = von der Nase in den Magen) oder gar den Zwölffingerdarm (med.: nasoduodenal = von der Nase in den Zwölffingerdarm) einführen und für die Zufuhr von Nahrung und Flüssigkeit, aber auch von Medikamenten – oder zu ganz anderen medizinischen Zwecken – etwa als Ablaufsonden zur Entlastung des Verdauungsapparates oder zur Diagnostik (Suche nach einer Magenblutung, Magensäurebestimmung u. a. m.) nutzen (Abb. 11). Sonden über den Mund einzubringen, bewährt sich wegen des dadurch verursachten erheblichen Würgereizes nicht; solche Sonden werden allenfalls für kurzdauernde diagnostische Maßnahmen toleriert.

Anwendungsbereiche

Die Ernährung über nasogastrale, seltener nasoduodenale Sonden galt bis vor wenigen Jahren als einzige praktikable Methode der künstlichen enteralen Ernährung. Heute lösen perkutan-endoskopisch (mit Hilfe eines Endoskopes durch die Haut) eingebrachte Sonden diese Verfahren mehr und mehr ab. Als Überbrückungsmaßnahme für eine begrenzte Dauer, bei fehlendem Einverständnis des Patienten zu alternativen Möglichkeiten der Sondentherapie, für den sehr seltenen Fall, daß ein perkutan-endoskopischer Zugang nicht gelingt oder sich (z. B. wegen schwerer Gerinnungsstörungen) verbietet, besitzen die nasogastralen und nasoduodenalen Sonden nach wie vor ihre Indikation.

Anwendungsprobleme

Das Einbringen einer Ernährungssonde – auf konventionellem Weg: durch Schluckenlassen – gestaltet sich nicht immer einfach: Der Weg durch die Nase erweist sich bisweilen als recht eng. Oft reizt die Sonde erheblich zum Erbrechen. Manche Patienten wehren sich (unwillkürlich) gegen das Vorschieben der Sonde. Andere wieder unterstützen das Einbringen der Sonde nicht mit dem Schluckakt. Bisweilen weicht die Sonde ab und wird über den Mund herausgewürgt. Oder sie verirrt sich in die Luftröhre und ruft Hustenanfälle hervor. Die gängige Methode der Sondeneinbringung befördert die Sondenspitze nur bis in den Magen. Sondenplazierungen im Zwölffingerdarm (med.: Duodenum) gelingen oft nicht und erfordern einen höheren technischen Aufwand. Sonden – aus festem Material – können Druckläsionen setzen, von der Nase über die Speiseröhre bis zum Magen und zum Zwölffingerdarm. Zudem begünstigen nasale Sonden Infektionen oder zumindest Keimbesiedlungen im Nasen- und Mundrachenraum. Zwar stumpft das Nervensystem gegen den Sondenreiz bald leidlich gut ab, doch bleiben eine Belästigung durch die Sonde, Würgereiz und Druckgefühl in der Nase und im Rachen oft bestehen. Meist behindern die Sonden den Schluckakt so sehr, daß der Patient nicht „nebenher" wieder essen und trinken lernen kann. Nasale Sonden lassen sich in der empfindlichen Haut des Gesichts oft schlecht dauerhaft fixieren. Die Belästigung durch die Sonde und die schlechte Fixierbarkeit tragen dazu bei, daß die Sonden leicht teilweise oder vollständig herausrutschen (med.: dislozieren) und von den Patienten – bewußt oder unbewußt – entfernt werden. Sonden können durch Nahrungsreste oder durch eingebrachte Medikamente verstopfen oder durch starkes Abknicken in ihrer Durchgängigkeit behindert werden – so daß man sie vielleicht sogar ziehen muß. Nasale Sonden stellen eine Leitschiene für das Zurücklaufen von Mageninhalt in die Speiseröhre und in den Rachenraum dar (med.: Reflux, Regurgitation) und reizen bisweilen zum Erbrechen. Gelangen Magensaft und Nahrungsreste bei ungenügenden Schutzreflexen in die Luftröhre (med.: Aspiration), so können diese Fremdkörper die Luftwege verlegen und zu Lungenentzündungen (med.: Pneumonie, hier: Aspirationspneumonie) führen – den wohl schwersten Komplikationen der Sondenernährung.

Problemvermeidung

Ein Lokalanästhesiegel (örtliche Betäubung) setzt die Empfindlichkeit der Nasenschleimhäute herab und steigert die Gleitfähigkeit der Sonde. Ein Beruhigungsmittel (intravenös gegeben) unterdrückt oft etwas den Würgereiz (muß aber niedrig dosiert werden, soll es den Schluckakt beim Sondeneinbringen nicht beeinträchtigen). Die mitfühlende, freundliche Kontaktnahme mit dem Patienten verbessert – wie bei allen medizinischen und pflegerischen Maßnahmen – die Kooperation mit dem Patienten. Technische Hilfen wie die Röntgendurchleuchtung oder die Endoskopie (griech.: *endos* = innen; griech.: *skopein* = ansehen, also Ansehen des Körperinneren, landläufig: Spiegelung) erleichtern es, Sonden weit, bis in das Duodenum (Zwölffingerdarm), ja oft sogar in das Jejunum (Leerdarm, schließt sich an den Zwölffingerdarm an) vorzubringen. Für eine längerfristige Sondenanwendung (d. h. insbesondere für die Sondenernährung) eignen sich nur Sonden aus speziellen weichen – und weich bleibenden! – Kunststoffen, nicht aber herkömmliche „Magenablaufsonden" (bestimmt für eine kurze Liegedauer). Gründliche Mund- und Nasenpflege vermag viele Hygieneprobleme der

Sondenernährung auszugleichen. Fertig abgepackte Sonden-verbandssets erleichtern die Sondenfixierung und enthalten in der Regel hautfreundliche Materialien. Ein routinemäßiges Spülen der Sonden mit Wasser oder mit Tee (nicht aber eiweißfällenden – säurehaltigen – Früchtetees oder Obstsäften, die zusammen mit Nahrungsresten die Sonde verlegen können) vor jeder Zufuhrpause und vor allem nach jeder Medikamenten-gabe über die Sonde verhindern meist eine Sondenverstopfung. Eine sorgfältige Überwachung des Sondenpatienten und ein Verzicht auf eine Bolusfütterung (= Gabe von Nahrung in Einzelportionen) zugunsten einer kontinuierlichen Zufuhr redu-zieren Komplikationen wie Erbrechen, Reflux und Aspiration. Viele Probleme der Sondenernährung lassen sich vermeiden, wenn man sich zur Anlage einer perkutan-endoskopischen Gastrostomie, speziell mit duodenaler Sondenspitze, ent-schließt.

Konventionelles Einbringen einer nasogastralen Sonde

Das Legen einer Magensonde obliegt bisweilen den Pflege-kräften; oft nehmen sich aber auch die Ärzte dieser Aufgabe an. (In der Regel wird bei einer Sondenfehllage und womög-lich versehentlicher Nahrungsgabe in die Luftröhre der zu-ständige Arzt mit zur Verantwortung gezogen; er kontrolliert also nach dem Anlegen einer Sonde diese zumindest und gibt sie erst dann zur Benutzung frei). Mit dem behandschuhten Kleinfinger läßt sich ein Lokalanästhesiegel in das für die Sonde vorgesehene Nasenloch einbringen; zusätzlich wird die Sonde mit (anästhesierendem) Gleitmittel bestrichen. Sie glei-tet, vorsichtig geführt, über die Nase in den Rachenraum. Nun unterstützt der Schluckakt des Patienten die Sondenpassage in die Speiseröhre. Langsames Vorschieben befördert die Son-denspitze weiter bis in den Magen. Spezielle Ballonsonden

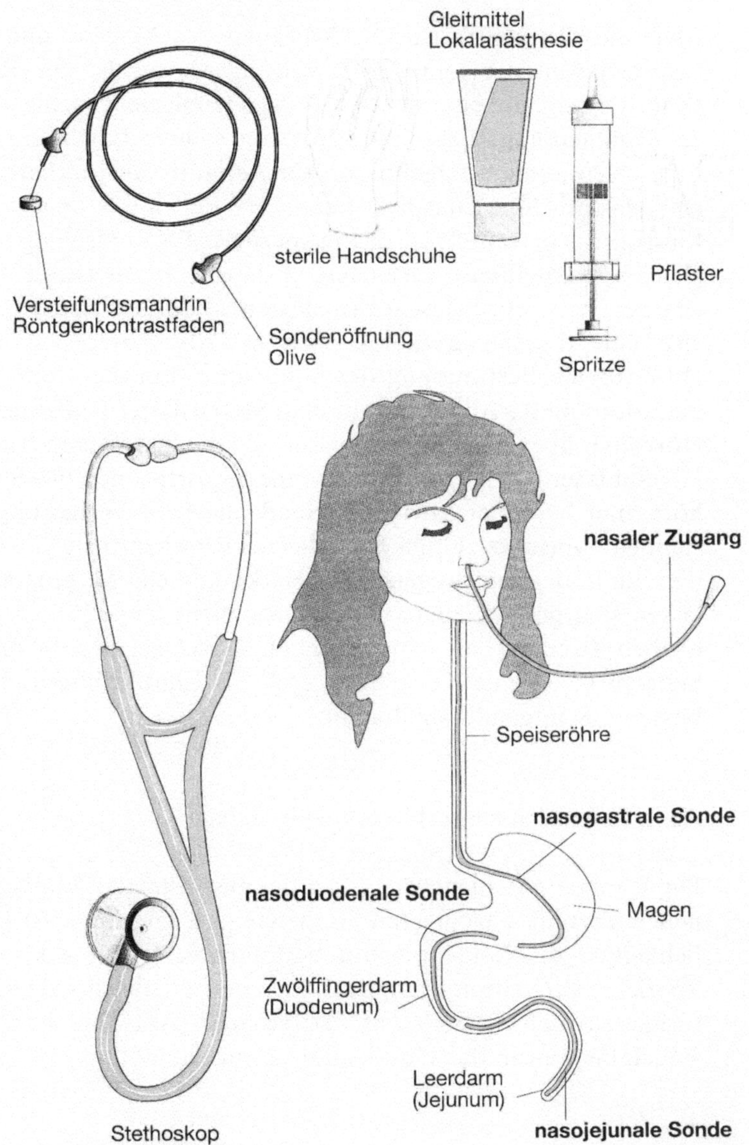

Abb. 11. Nasale Sonden

treibt die Peristaltik (med.: Bewegung des Magens und des Darmes) weiter bis in den Zwölffingerdarm. In der Regel benötigt man für eine duodenale Sondenplazierung die Hilfe der Röntgenologie, zumindest für eine sichere Lagekontrolle. Eine orientierende Lageüberprüfung erlaubt ein Indikatorpapier, das mit Sondenaspirat (med.: aus der Sonde angesaugte Flüssigkeit) beträufelt wird: Ein spezieller Farbumschlag weist (Magen)säure (meist rot) nach, d. h. eine intragastrale Sondenlage, bzw. ein basisches (nichtsaures) Sekret (meist blau), also eine duodenale Sondenposition. Als weitere klinische Hilfe für die Bestimmung der Sondenposition dient die Auskultation (med.: Abhören) mit dem Stethoskop (medizinisches Hörrohr) über der Magenregion: Beim Insufflieren (med.: Hineinblasen) von Luft mittels einer Spritze über die Sonde hört man bei einer korrekten Sondenlage im Verdauungssystem ein typisches „Gluckern“, das bei versehentlicher Positionierung in den Luftwegen fehlt. Herkömmliche Magensonden lassen sich gut schieben, sollten aber nicht lange Zeit liegenbleiben (weniger als eine Woche). Weiche Langzeitsonden besitzen meist eine Versteifungsseele als Einführhilfe und zur besseren Röntgendarstellbarkeit.

Röntgenologisch kontrollierte Sondenanlage

Die Röntgendurchleuchtung fügt der ansonsten der konventionellen Technik gleichenden Sondenanlage vor allem die Möglichkeit zu, die Sondenposition beständig verfolgen zu können. Spezielle Versteifungsmandrins erlauben es, die Sonde so zu dirigieren, daß sie sich mit vertretbarem Aufwand in vielen Fällen bis weit in das Duodenum vorführen läßt.

Endoskopische Plazierung
nasogastraler und nasoduodenaler Sonden

Die endoskopische – genauer: gastroskopische, also im Rahmen einer Gastroskopie (Magenspiegelung) erfolgende – Sondenanlage erlaubt die wohl zuverlässigste Sondenplazierung auch tief im Duodenum oder gar im Jejunum und bringt zudem die Vorteile einer unmittelbaren Untersuchung des für Ernährung genutzten oberen Verdauungstraktes mit sich. Es lassen sich zwei technische Hauptvarianten unterscheiden: eine Faßzangen- und eine Führungsdrahtmethode:

Bei der *Faßzangenmethode* (Abb. 12) wird die Sonde zunächst wie üblich über die Nase bis in die Speiseröhre oder den Magen eingebracht, das Endoskop (hier: Gastroskop) über den Mund bis zur Sondenspitze vorgeschoben. Eine über den Instrumentierkanal des Gastroskops eingeführte Faßzange ergreift nun die Sonde im Bereich ihrer Spitze unmittelbar oder an einem dort angebrachten Haltefaden und zieht sie mit sich, während der Untersucher das Endoskop bis in das Duodenum oder in das Jejunum dirigiert. Beim vorsichtigen Entfernen des Endoskopes behält die Sonde ihre tiefe Position bei.

Für die *Führungsdrahtmethode* (Abb. 13) bringt der Untersucher das Endoskop bis zur gewünschten Position der Sondenspitze vor. Über den Instrumentierkanal findet nun der Draht in den Darm (oder den Magen) und verbleibt dort durch sanften Druck auf sein aus dem Kanalventil ragendes Ende, während das Endoskop langsam zurückgezogen und schließlich ganz vom Führungsdraht abgestreift wird. Nun muß eine kurze Sonde – von der Nase in den Rachenraum geschoben und zum Munde herausgeführt – den Draht vom Munde her aufnehmen und zur Nase wieder herausleiten. Vorsichtiges Ziehen am Draht und ein allmähliches Entfernen der Nasen-Mund-Sonde leiten den

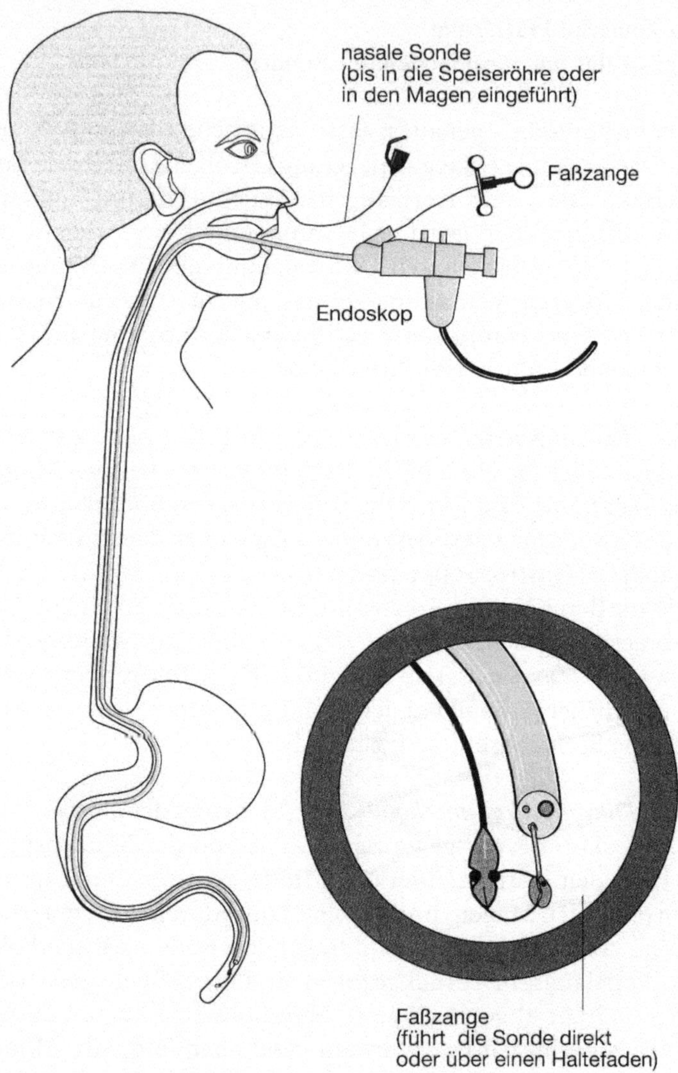

Abb. 12. Endoskopische Sondenplazierung. Faßzangenmethode

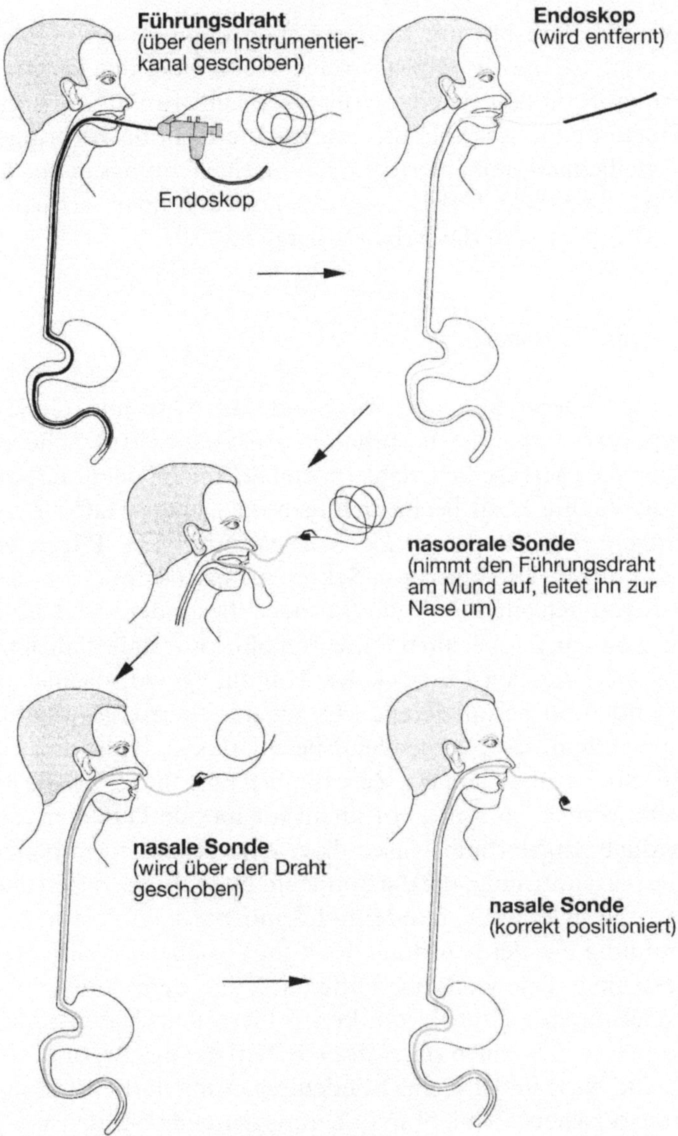

Abb. 13. Endoskopische Sondenplazierung. Führungsdrahtmethode

Draht zur Nase hin um (und eröffnen damit einen üblichen nasoduodenalen bzw. nasogastralen Weg). Über den liegenden Führungsdraht läßt sich dann die eigentliche Ernährungssonde auffädeln und langsam in die gewünschte Position vorbringen. Die Möglichkeit, mit einer Röntgendurchleuchtungsanlage alle Schritte des Sondenlegens kontrollieren zu können, erleichtert für beide Methoden die Arbeit erheblich.

Pflege nasaler Sonden

Ein Pflasterverband fixiert die Sonde an Nase und Gesicht. Abgepackte Verbandssets enthalten meist hautverträgliche und gut klebende Materialien. Schleim und Sekret auf der Sonde und schweißfeuchte Haut beeinträchtigen die sichere Haftung und verlangen eine entsprechende Vorbereitung. Die Pflege von Haut und Nase (Reinigen von Sekreten, Nasensalbe) verbessert die Verträglichkeit des Fremdkörpers. Besondere Bedeutung kommt daneben – bei allen Patienten ohne normale Nahrungsaufnahme über den Mund – der Mundpflege zu, da hier der reinigende und desinfizierende Effekt der Nahrungsaufnahme und vor allem des genügenden Speichelflusses fehlt. Soll eine nasale Sonde über längere Zeit für die künstliche Ernährung genützt werden, so stellt, vor allem für mobile Patienten, eine individuell angefertigte Nasenolive, eine Kunstofftamponade für die Nasenöffnung, die die Sonde im Nasenbereich führt und fixiert und es erlaubt, Sonde und Sondenansatzstück (für die Verbindung mit der Nahrungszuleitung) – nahezu – unsichtbar zu versenken, eine wertvolle Hilfe dar. Eine wenigstens täglich durchzuführende Inspektion kontrolliert den Nasensondenübergang auf Läsionen (lat.: *laesio* = Verletzung, Reizung) von Haut und Nase und auf eine Sondenlockerung und -dislokation (Herausrutschen). Schiebt man herausgleitende Sonden wieder zurück, so überträgt sich dies kaum je auf die Sondenspitze;

vielmehr rollt sich die Sonde lediglich im Magen auf, seltener knickt sie im Rachenraum oder in der Speiseröhre um. Oft empfiehlt sich eine Röntgenkontrolle, um im Zweifel die aktuelle Sondenspitzenposition festzulegen. Nasale Sonden lassen sich für gewöhnlich problemlos durch Zug an der Sonde wieder entfernen. Dabei soll ein leichter Sog an der Sonde mittels einer Spritze, zumindest aber das Abklemmen der Sonde, das Zurücklaufen von Sondeninhalt (und eine Aspirationsgefährdung) während dieser Aktion verhindern.

Perkutan-endoskopische Gastrostomie

Prinzip

Unter der Führung eines Endoskopes läßt sich durch die Bauchhaut (med.: perkutan = durch die Haut) eine Verbindung vom Magen (lat.: *gaster* = Magen) nach außen (griech.: *stoma* = Mund, Öffnung) schaffen, eine Gastrostomiesonde einlegen. Diese Sonde kann man bereits für die Ernährung (oder auch als Ablaufsonde) nutzen, man kann sie bei Bedarf aber auch (mit Hilfe des Gastroskops) in den Dünndarm hinein verlängern. Im klinischen Sprachgebrauch hat sich die Abkürzung *PEG* (für: *p*erkutan-*e*ndoskopische *G*astrostomie) eingebürgert.

Anwendungsbereiche

Die perkutan-endoskopische Gastrostomie darf heute als Methode der Wahl für die künstliche enterale (Sonden)ernährung gelten. Viele Probleme, wie man sie sonst aus der Sondentherapie kennt, lassen sich mit dieser Methode vermeiden oder kleinhalten. Die Patienten tolerieren die Sonde gut. Sie eignet sich für die Langzeitanwendung. Die Aufnahme von Nahrung und Flüssigkeit zusätzlich zur Sondenkost wird nicht behindert. Es ziehen in gleicher Weise Nutzen daraus Patienten auf Intensivstationen, Tumorkranke, Patienten mit Erkrankungen des Verdauungssystems, geriatrische Patienten (Patienten in der Altersmedizin), Patienten mit neurologischen Erkrankungen (Erkrankungen des Nervensystems), Patienten mit psychischen Störungen; kurz: diese Methode erweist sich (bis auf wenige akute Erkrankungen und Belastungssituationen – wie etwa eine akute Bauchspeicheldrüsenentzündung) als probat bei allen schweren Störungen der Ernährung.

Probleme, Schwierigkeiten und Bedenken bei der Anwendung

Die Belastung durch die Gastroskopie (Magenspiegelung) gilt als gering. Die übliche sedierende (beruhigende) Medikation schirmt die Patienten meist ausreichend gegen die Unannehmlichkeiten des Eingriffs ab, eine örtliche Betäubung gegen etwaige Schmerzen. Nur selten verbietet sich diese Methode: bei schwerster Hinfälligkeit des Patienten. Vorangegangene Operationen am Magen oder am Darm, aktuelle Erkrankungen der Verdauungsorgane oder allgemein im Bauchraum, auch bösartige, selbst Aszites (med.: Bauchwassersucht) oder Gerinnungsstörungen erschweren wohl die Anlage einer perkutan-endoskopischen Gastrostomie, erweisen sich aber nicht als absolute Kontraindikationen (med.: Gründe gegen eine medizinische Maßnahme). Gleichwohl gelingt in einzelnen Fällen die Gastrostomie nicht. Nur selten kommt es zu Verletzungen, zu Blutungen oder zu schweren akuten Entzündungen im Bauchraum. Häufiger schon sieht man entzündliche Reizungen im Bereich des Sondendurchtritts (die meist nicht die Sondenentfernung nach sich ziehen müssen). Übelkeit und Erbrechen, Regurgitation, Reflux und Aspiration lassen sich nicht ganz und gar ausschließen, treten aber weniger oft auf als bei anderen

Sondenmethoden. Inkrustationen und Ausfällungen in der Sonde, seltener ihr Abknicken im Verdauungstrakt oder äußere Knickbildungen, oft durch den Verband verdeckt, aber auch defekte Adapter (Anschlußtrichter, -steckkontakte oder -gewinde) können die freie Sondendurchgängigkeit behindern. Kaum je wird sich, selbst ein verwirrter Patient, seine Gastrostomiesonde komplett herausziehen. Eher schon können sich durch Manipulationen des Patienten oder beim üblichen Gebrauch der Sonde Adapter lockern und abreißen oder duodenale Sondenverlängerungen herausrutschen. Solche Sondenverlängerungen schlagen bisweilen auch in den Magen oder gar in die Speiseröhre zurück – mit der Gefahr einer Unverträglichkeit der Sondenernährung bis hin zur Aspiration (Flüssigkeitsrückfluß in die Lunge). Die Sonden halten im allgemeinen lange, müssen aber doch gelegentlich – meist in Intervallen von über einem Jahr – gewechselt werden, wieder mit Hilfe der Endoskopie, in der Regel aber ohne neuen Einstich, also über die alte Insertionsstelle (lat.: *insertere* = hineinstecken). Auch die Sondenentfernung bedeutet in der Regel wieder einen endoskopischen Eingriff.

Vermeiden und Beheben von Problemen und Schwierigkeiten

Eine ausreichende Sedierung erscheint unverzichtbar, gerade bei Alten und Schwerstkranken, die sich nicht genügend äußern können. Überhänge (med.: Nachwirkungen) von Sedativa (med.: Beruhigungsmittel) erfordern manchmal eine Nachüberwachung, lassen sich in kritischen Fälle aber auch (zumindest teilweise) antagonisieren (med.: durch ein Gegenmittel aufheben). Sauberes Arbeiten während der Sondenanlage reduziert die Gefahr von Infektionen und entzündlichen Reizungen an der Sondendurchtrittsstelle. Wichtiger noch erscheint eine sorgfältige Mundpflege vor einer Sondenanlage, muß die Gastrostomiesonde doch (zumindest bei der am weitesten verbreiteten

Methode) durch den Mund-Rachen-Raum in den Magen gezogen werden. Säurehemmende Medikamente gelten kurz vor und nach einer Sondenanlage als ungünstig: Die Magensäure stellt einen natürlichen Schutz gegen Bakterien dar. Regelmäßige Verbandswechsel an der Sondendurchtrittsstelle tragen ebenfalls zur lokalen Sondenverträglichkeit bei. In den Zwölffingerdarm verlängerte Sonden bieten kaum je Reflux- und Aspirationsprobleme. Der etwas größere Zeitbedarf beim Anlegen findet so bestimmt seinen Ausgleich, und man sollte diesen Vorteil bei allen Schwerstkranken, bei Bewußtlosen, bei Intensivpatienten, bei Patienten mit entsprechender Vorgeschichte (also bekannter Neigung zum Erbrechen, zum Reflux), bei gestörter Magenentleerung (Stenosen = Engstellen), bei unsicherem Schluß des Mageneingangs („Zwerchfellbruch"), eigentlich sogar in der Routine der perkutan-endoskopischen Gastrostomie nutzen. Wird das Problem erst nach der Sondenanlage erkannt, so lassen sich die Gastrostomiesonden verlängern oder gegen lange Duodenalsonden austauschen. Hingegen darf eine duodenale Sondenverlängerung nach längerer Zeit des Gebrauchs und guter Gewöhnung des Patienten an diese künstliche Ernährung bei einem Defekt oder einer Fehllage durchaus einmal gezogen werden, um nun (probeweise) mit einer gastralen Ernährung fortzufahren. Wie für andere Sondenmethoden gilt die Ermahnung, die Sonde ausreichend zu spülen, vor allem nach der Gabe von Medikamenten über die Sonde. Teilweise bieten die Pharmafirmen schon geeignete flüssige Medikamentenzubereitungen an. Auch alle Präparationen zu Injektionszwecken werden über eine Sonde vertragen, doch gilt es, eine Dosisanpassung zu beachten (meist liegen die Dosen [Substanzmengen] für eine enterale Zufuhr höher als die Dosen für eine Injektion). Leider kosten die verflüssigten Arzneimittel durchwegs mehr als die herkömmlichen Zubereitungen für die enterale Anwendung. Verstopfte Sonden lassen sich oft doch wieder freispülen: mit Tee, mit Wasser, mit *Pepsin-Wein,* mit

Cola (chemisch eine alkalische [nichtsaure] Lösung!). Defekte Anschlußstücke lassen sich leicht wechseln. Nicht immer muß die gesamte Sonde erneuert werden. Rechtzeitige Sondenwechsel beugen andererseits einer Materialermüdung vor.

Technik der Anlage von perkutan-endoskopischen Gastrostomiesonden

Die weiteste Verbreitung als probates Verfahren der Gastrostomiesondenanlage konnte die *Fadendurchzugsmethode* (Abb. 14) finden. Nach dem üblichen Ausspiegeln von Speiseröhre, Magen und Zwölffingerdarm wird die Endoskopspitze gegen die Magenvorderwand gerichtet, und man erkennt (in einem abgedunkelten Raum) zumeist den Lichtschimmer des Endoskops durch die Bauchdecken. Eine wippende Bewegung an der Bauchwand (durch Aufdrücken einer Injektionsnadelhülle) sieht der Untersucher über das Endoskop. So läßt sich eine geeignete Punktionsstelle festlegen. Die Lokalanästhesie mit einer langen, dünnen Injektionsnadel, besonders ausgiebig in der Haut, wird bis in die Tiefe fortgesetzt und dient gleichzeitig als – ungefährliche – Probepunktion bis in den Magen. Ein Hautschnitt erleichtert die eigentliche Punktion mit einer Doppelkanüle (innere Stahlnadel mit scharfem Schliff, äußere Kunststoffhülle). Tritt diese Punktionsnadel in den Magen ein, so wird die Stahlnadel entfernt, die stumpfe Kunststoffhülle verbleibt und erlaubt den Durchtritt eines Führungsfadens, den der Endoskopiker mit einer durch den Instrumentierkanal des Gastroskops eingebrachten Biopsiezange faßt, um ihn mitsamt dem Endoskop zum Munde herauszuziehen. Nun wird die Gastrostomiesonde an das „Mundende" des Fadens geknotet und durch Zug an seinem „Bauchende" in den Magen befördert und schließlich aus den Bauchdecken herausgeleitet, bis eine Halteplatte für einen soliden Sitz an der Magenwand sorgt.

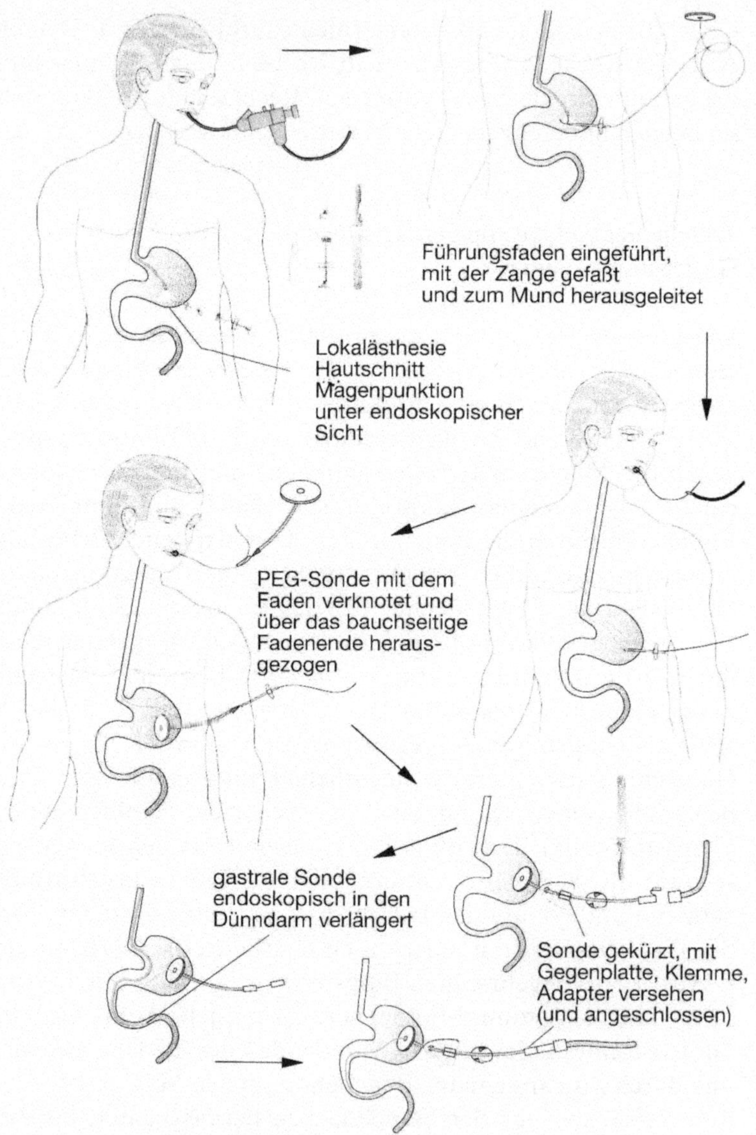

Abb. 14. Perkutan-endoskopische Gastrostomie. Fadendurchzugsmethode

Nach dem Anbringen einer Verschlußklemme, eines Anschluß-adapters, einer äußeren Haltehilfe und nach dem Anlegen eines Verbandes könnte die Sonde bereits – am Abend des Implanta-tionstages (lat.: *implantare* = einpflanzen) – für die enterale Zufuhr genutzt werden *(gastrale PEG-Sonde)*. Für eine Sonden-verlängerung über den Magen hinaus bedarf es eines erneuten Einführens des Gastroskopes. Manche Sondenmodelle, aus-schließlich als **duodenale PEG-Sonde** konzipiert, besitzen eine fixe Sondenverlängerung, die eine über den Endoskop-instrumentierkanal eingeführte Fremdkörperzange ergreift und hält, um sie, während das Endoskop vorangleitet, mit in den Dünndarm zu ziehen. Eine sogenannte **universale PEG-Sonde** läßt sich als gastrale Sonde nutzen oder – in gleicher Weise wie beschrieben verlängern – nur nimmt hier die variable Sonden-verlängerung ihren Weg durch die gastrale Sondenhülle. Ein-wegadapter erlauben die Verwendung dieses Systems aus-schließlich als duodenale (manchmal sogar jejunale) Sonde, Y-Anschlüsse bieten einen zusätzlichen Zugang (über die Hüllson-de) zum Magen, z. B. als gastrale Ablaufsonde. Als Variante der Fadendurchzugsmethode darf man die **Führungsdrahtmethode** auffassen: Statt eines Fadens ergreift der Endoskopiker – nach den vorbereitenden Arbeitsgängen wie beschrieben – mit einer Schlinge, wie er sie sonst für die Abtragung von Polypen (med.: Wucherungen) benutzt, einen biegsamen Draht und zieht ihn zum Munde heraus. Über diesen Draht als Leitschiene drückt eine Schiebehilfe, ein „Pusher" (engl.: *to push* = stoßen, schie-ben) die Gastrostomiesonde in ihre Durchtrittsstelle. Für eine – bedarfsweise vorzusehende – Sondenverlängerung wird wieder ein Führungsdraht eingelegt, durch die Gastrostomiesonde hindurch, und endoskopisch in den Dünndarm weitergescho-ben. Die Sondenverlängerung gleitet dann über den Draht in die gewünschte tiefere Position. Die **Direktpunktionsmethode** (Abb. 15) sucht den unmittelbaren Sondenzutritt zum Magen – wieder unter endoskopischer Sicht und Kontrolle des Punk-

Memorysonde (Spiralsonde)

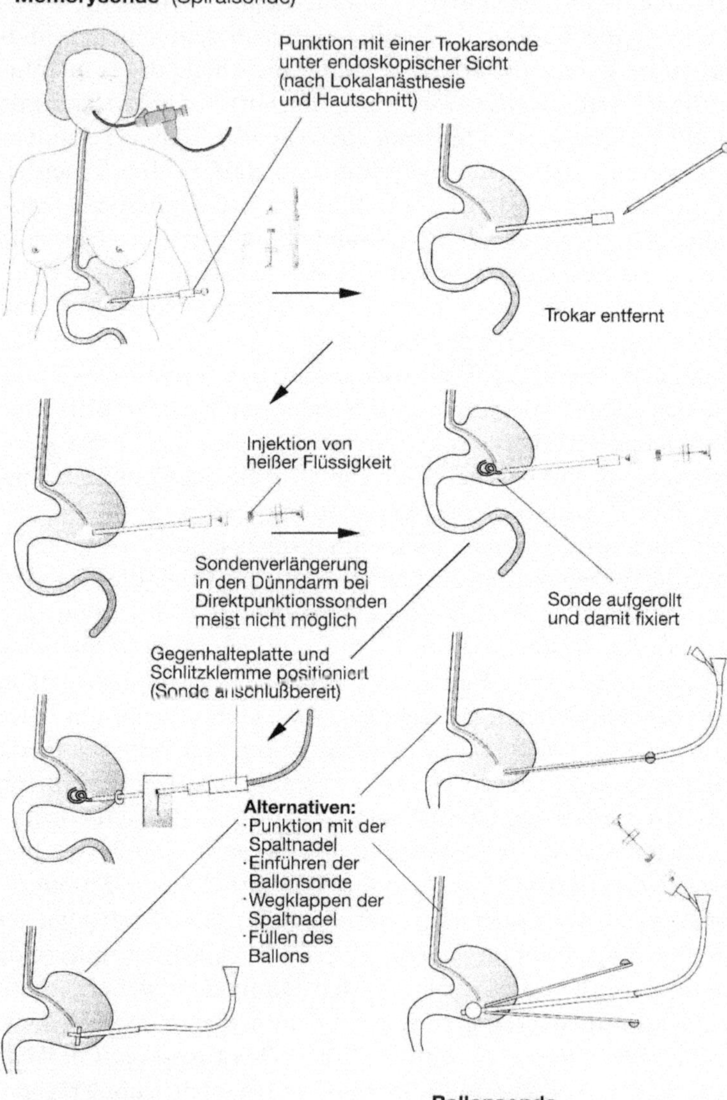

Abb. 15. Perkutan-endoskopische Gastrostomie. Direktpunktionsmethode

tionsvorgangs: Bei der *Spaltnadeltechnik (Split-needle-Technik)* schiebt man eine gastrale Sonde durch eine dicke Punktionskanüle, die dann zurückgezogen und in zwei Hälften weggeklappt wird. Ein mit Wasser aufzufüllender Ballon verankert die Sonde im Magen. Als weitere Variante der Direktpunktionsmethode kennt man die *Trokartechnik:* Ein Trokar, eine feste, angeschliffene Punktionsnadel, bahnt für die ihn umhüllende Sonde den Weg in den Magen. Liegt die Sonde dort sicher, zieht man den Trokar zurück. Nun wird heiße Flüssigkeit (so wie man sie eben noch trinken könnte; es eignen sich Wasser, Tee oder Kaffee) durch die Sonde eingespritzt. Die Temperatureinwirkung verformt einen in die Sonde eingearbeiteten hitzeempfindlichen Draht: Die Sonde verdrillt sich zu einem (vorgeplanten) Knäuel, das ihre Fixierung im Magen gewährleistet. Sonden nach den Direktpunktionsmethoden lassen sich nicht in den Dünndarm verlängern.

Entfernung von perkutan-endoskopischen Gastrostomiesonden

Duodenale Sondenverlängerungen (von universalen PEG-Sonden) lassen sich über ihre Führungshülle herausziehen. Die Führungshülle kann dann als gastrale Sonde weiterbenutzt werden. Alle Halteplattensonden, also Führungshüllen von Universalsonden, gastrale Sonden, fixduodenale Sonden sollen endoskopisch entfernt werden. (Zwar braucht man wohl ernste Komplikationen nicht zu befürchten, falls man PEG-Sonden kurz über der Bauchhaut abschneidet, sie in den Magen drückt und auf ihren Abgang mit dem Stuhl wartet – doch kann die bange Wartezeit sehr lang dauern – bisweilen wochenlang, so daß die endoskopische Entfernung allenthalben den Vorzug genießt). Während der Ausspiegelung mit einem Gastroskop läßt sich die Sonde mit einer Zange, noch leichter oft mit einer Polypektomieschlinge, fassen und, nachdem sie außen gekürzt

wurde, mitsamt dem Endoskop herausziehen. Direktpunktionssonden können ohne Hilfe eines Endoskops entfernt werden:
Bei Ballonsonden genügt es, die Flüssigkeit aus dem Halteball-
lon abzuziehen, und die Sonde gleitet leicht aus dem Magen
heraus; knäuelfixierte Sonden widerstehen zwar direktem Zug,
winden sich aber bei gezielten Drehbewegungen allmählich aus
dem Magen heraus. Der Patient soll für die Sondenentfernung
nüchtern bleiben, für die Intervention selbst – und für den
ganzen Tag, um die Abheilung des Fistelganges zum Magen zu
erleichtern. Jeweils schließt ein Verband den kleinen Eingriff ab.

Wechsel von perkutan-endoskopischen Sonden

Defekte duodenale Sondenverlängerungen von universalen
PEG-Zugängen werden durch ihre gastrale Führungshülle
herausgezogen. Falls man nicht auf eine gastrale Zufuhr
umstellen will, bringt man – wie bei einer Erstanlage – über diese
Hülle eine neue Duodenalsonde in den Magen ein und dirigiert
sie endoskopisch in den Dünndarm. Defekte Führungshüllen
und wechselbedürftige gastrale sowie duodenale Sonden müssen zunächst wie beschrieben endoskopisch entfernt werden.
Häufig läßt sich der Führungsfaden noch über die alte Sonde
einbringen und mit der Sonde fassen, so daß sich sofort eine
Fadendurchzugssequenz anschließen kann. Ansonsten bedarf
es, nach der Altsondenentfernung, eines eigenen Eingehens mit
dem Endoskop, um den Führungsfaden zu ergreifen und zum
Munde herauszuleiten. Meist gelingt es, den bisherigen Son-
denkanal mit der Kunststoffhülle der Punktionskanüle (ohne
Stahlinnenadel) zu passieren oder sogar den Führungsfaden
unmittelbar durch diesen Fistelgang zu schieben, also eine
neuerliche Traumatisierung zu vermeiden. (Nur bei einer Infek-
tion der PEG-Durchtrittsregion wird man einen neuen Zugang
suchen.) Direktpunktionssonden lassen sich oft ohne endosko-

pische Sicht über den bisherigen Zugangsweg in den Magen schieben und wie vorher fixieren. Da sich die Magenfistel schnell verschließt, vermeidet, bei einem versehentlichen Herausgleiten einer PEG-Sonde, nur die umgehende Sondenerneuerung eine abermalige Punktion.

Pflege einer perkutan-endoskopischen Gastrostomie

Für das Verbinden der PEG-Eintrittstelle eignen sich Schlitz-kompressen und weiche anschmiegsame Pflaster *(Leukoflies)* oder komplette Sondenverbandssets. Ein leichter Zug am gastralen Zugang, durch die äußere Fixationsplatte aufrecht-erhalten, bewirkt ein festes Anliegen der Sondenhalteplatte im Magen und begünstigt die Verwachsung der vorderen Magen-wand mit der Bauchwand und damit die Konsolidierung des Sondenwegs. Der Verbandswechsel erfolgt wenigstens jeden zweiten Tag. Bei Einheilungsproblemen helfen oft desinfizieren-de Salben *(Braunovidonjod)* oder Puder *(Nebacetin)* – oder eine kleine Erweiterung der Sondeneintrittsstelle mit dem Skalpell für einen besseren Wundsekretabfluß, bisweilen, bei klaffendem PEG-Zugang eine Hautnaht (beides vom Arzt durchzuführen). Ein schnell aushärtender Kleber verbindet die Sonde fest mit einem Adapter, dem Anschlußstück zur Nahrungszuleitung. Ein sofortiges Durchspülen der Sonde nach der Adaptererstan-lage bzw. nach einem Adapterwechsel verhindert eine Sonden-verlegung durch Kleberreste. Heute überwiegen aufsteckbare Adapter, die ein darüber zu drehender Schraubverschluß noch weitaus fester an die Sonden klemmt. Zunächst wird auf diese Weise die gastrale Sonde versorgt, dann – sofern vorhanden –, nach Kürzen des überstehenden Sondenrestes, die duodenale Verlängerung, und schließlich verbindet wieder eine Verschrau-bung Führungshülle und Verlängerungssonde. Defekte Adapter müssen gewechselt werden. Am einfachsten schneidet man die

Sonde kurz unterhalb der Adapter ab und läßt dabei die Dünndarmsondenverlängerung etwas aus der gastralen Führungshülle hervorstehen. Der Wechsel gleicht dann der Adaptererstanlage. Vorsichtiges Zuwerkegehen beim Anschließen und Entfernen der Nahrungszuleitungen verhindert eine Lockerung der Adapter. Haben Nahrungsreste die Verbindung von Sonde und Zuleitung verklebt, so erleichtern Klemmen das Öffnen der Schraub- oder Steckverbindung. Die PEG-Sonde darf nur nahe ihrem Ende gefaßt werden, um ein Herausdrehen einer duodenalen Sondenverlängerung zu verhindern. Nach einer guten Einheilung beeinträchtigt die Sonde die Körperpflege bis hin zum Duschen – mit anschließendem Verbandswechsel! – nicht. Auf die Bedeutung einer regelmäßigen Sondenspülung wurde bereits hingewiesen. Nach dem Spülen darf die Sonde durchaus (z. B. zur Erleichterung von Pflegemaßnahmen) abgestöpselt werden.

Perkutane röntgenologisch oder sonographisch gezielte Gastrostomie

Prinzip

Der Magen läßt sich auch unter Röntgendurchleuchtungssicht oder sonographisch (med.: mit dem Ultraschallgerät) kontrolliert punktieren. Für diese Varianten der perkutanen Gastrostomie eignen sich natürlich nur Direktpunktionsverfahren.

Anwendungsbereiche

Auf eine endoskopische Kontrolle des Punktionsvorganges wird man nur verzichten, wenn sich eine Gastroskopie nicht durchführen läßt, bei schweren für das Endoskop nicht mehr passierbaren Stenosen im Mund-Rachen-Bereich, in der Speiseröhre oder hochsitzend im Magen. In diesen Fällen gelingt natürlich auch kaum je eine herkömmliche nasogastrale Sondenanlage.

Anwendungsprobleme

Die fehlende endoskopische Kontrolle des Punktionsvorganges erhöht das Verletzungsrisiko. Das genügende Aufblähen des Magens, um ihn in guten Kontakt mit der Bauchwand zu bringen, gestaltet sich oft schwierig. Eine Sondenverlängerung in den Dünndarm kommt natürlich nicht in Betracht.

Problemvermeidung

Wenn immer möglich, wird man den endoskopischen Methoden den Vorzug geben. Stets geht der eigentlichen Gastrostomiepunktion die sichere Probepunktion mit einer langen Lokalanästhesienadel voraus. Die Röntgendurchleuchtung bietet oft eine bessere Darstellung des luftgefüllten Magens, die Sonographie eine gute Information über die Lage der durch eine Fehlpunktion möglicherweise gefährdeten Organe (Leber, Milz) und der großen Bauchgefäße. Bisweilen kombiniert man beide Zielhilfen. Im Zweifel bei schlechter Darstellbarkeit des Magens, bei unsicherer Probepunktion, bei ungenügender Gasfüllung des Magens verzichtet man auf diese Methoden und weicht auf die parenterale Ernährung aus oder bemüht sich um eine chirurgische Sondenanlage.

Technik der röntgenologisch oder sonographisch kontrollierten Sondenanlage

Eine ausreichende Gasfüllung des Magen erweist sich als Voraussetzung dieser Punktionsmethoden. Gelingt es, eine nasale Sonde noch bis in den Magen einzubringen, so bereitet die Luftfüllung über diese Sonde mit einer großen Spritze („Blasenspritze") meist keine Schwierigkeiten. Oft läßt sich der Magen auch noch aufpumpen, wenn die nasale Sonde zumindest ein gutes Stück weit in der Speiseröhre liegt, unmittelbar vor der Stenose. Kann der Patient wenigstens noch Flüssigkeiten trinken, so spült er eine Natriumcitrat/-bikarbonat-Kombination (wie man sie in der Röntgendiagnostik als Hilfsmittel für die Magendiagnostik kennt) mit wenig Wasser in den Magen: Die chemische Reaktion dieser Mischung setzt Kohlendioxid frei, das den Magen aufbläht. In der Röntgendurchleuchtung läßt sich die Magengasblase gut erkennen. (Schluckt der Patient auch noch ein wenig – wasserlösliches! – Kontrastmittel, so erleichtert dies die radiologische Orientierung weiter.) Nach der Lokalanästhesie und dem Hautschnitt wird der Magen unter Durchleuchtungskontrolle mit einem Spaltnadel- oder mit einem Trokarbesteck punktiert und dann (wie bei der endoskopischen Methode) mit der Gastrostomiesonde beschickt. Sonographisch stellt sich das Magengas als großes „Störfeld" dar (das sich leider nicht von Darmgasen unterscheidet), das an typischer Stelle im linken Oberbauch, fernab von Leber und Milz (die sich sonographisch gut abheben) mit einer Direktpunktionsmethode punktiert werden darf, wieder in ähnlicher Weise wie schon für die endoskopische Variante beschrieben.

Pflege der röntgenologisch oder sonographisch gezielten Gastrostomie

Die pflegerische Versorgung unterscheidet sich nicht von der endoskopisch angelegter Sonden.

Chirurgische (operative) Gastrostomie und Jejunostomie

Prinzip

Der Chirurg kann eine Gastrostomie oder eine Jejunostomie (einen Sondenzugang zum Jejunum [med.: Leerdarm]) im Rahmen einer Bauchoperation anlegen. Die operative Gastrostomie besitzt sogar eine sehr lange Tradition in der künstlichen enteralen Ernährung und geht auf den deutschen Chirurgen Witzel zurück. (Früher galt der Begriff der Gastrostomie als gleichbedeutend mit der Bezeichnung Witzel-Fistel.)

Anwendungsbereiche

Eine chirurgische Sondenlage, vorzugsweise als Jejunostomie bietet sich immer dann an, wenn ohnedies eine Bauchoperation durchgeführt wird und im Anschluß daran eine längerfristige künstliche enterale Ernährungsphase erwartet werden muß. Die Bauchoperation selbst stellt oft – schon wenige Tage nach dem Eingriff – keinen Hinderungsgrund für eine künstliche enterale Ernährung dar, vor allem wenn man den Magen umgeht (Jejunostomie): Die Dünndarmatonie (med.: Darmlähmung, Verlust der Darmmuskulaturspannung) hält nach einer Operation weitaus weniger lang an als die Magenatonie (Magenlähmung). Auf einen operativen Eingriff allein zu dem Zweck, eine Ernährungssonde einzubringen, wird man wohl nur zurückgreifen, wenn andere Methoden der künstlichen enteralen Ernährung, insbesondere die perkutan-endoskopische Gastrostomie (in der Regel wegen nicht passierbarer Stenosen) nicht zu Gebote stehen.

Anwendungsprobleme

Zu den bekannten Sondenproblemen kommen die eines operativen Eingriffs und einer Narkose hinzu, nicht unbedenklich, da es sich doch durchwegs um schwerstkranke und hinfällige Patienten handelt, die einer solchen Therapie bedürfen. Für eine Sondenentfernung ergeben sich – allerdings nur bei der „klassischen Methode" wieder die gleichen Schwierigkeiten: Sie müßte operativ erfolgen. Alte, im chirurgischen Bereich vielleicht noch etablierte Sonden, erweisen sich als nicht kompatibel mit den modernen Ernährungshilfen (Nahrungszuleitungen usw.) und sollten nicht mehr verwendet werden.

Problemvermeidung

Trotz der Fortschritte der perioperativen Betreuung wird man eine Operation allein zur Ernährungssondenanlage kritisch überlegen, während die intraoperative Sondenanlage durch die Bauchdecken (im Rahmen eines anderweitig nötigen Baucheingriffes) eher größere Verbreitung gewinnen sollte. Als Sondenbestecke eignen sich „endoskopische Sondensets" (PEG-Bestecke). Sie lassen sich – als gastrale Sonden – auch vom Chirurgen gut einlegen und fixieren und bieten, da als klinische Standardmethode etabliert, in der Handhabung keine Umstellungsprobleme. Auch die modernen Jejunostomiekatheter (für das operative Vorgehen wohl zu bevorzugen) passen gut mit dem bekannten Sondenzubehör zusammen. Sie lassen sich obendrein, sobald sie nicht mehr gebraucht werden, problemlos (nichtoperativ) ziehen.

Technik der operativen Gastrostomie und Jejunostomie

Nach der operativen Freilegung der Bauchorgane implantiert der Chirurg die Ernährungssonde in den Magen, heute häufiger in das Jejunum und legt dabei einen Tunnel in der Wand des Hohlorgans an, der hilft, die Durchstrittsstelle gut abzudichten.

Pflege der operativ implantierten Ernährungssonden

Die Pflegemaßnahmen entsprechen, was die Wundversorgung anbetrifft, denen nach anderen bauchchirurgischen Eingriffen, was die Sondenversorgung anbelangt, denen nach der perkutan-endoskopischen Sondeneinbringung.

Technische Hilfen bei der künstlichen enteralen Ernährung

Behältnisse für Nährlösungen und Flüssigkeiten für die künstliche enterale Zufuhr (s. Abb. 16)

Nur noch wenige Klinik- oder Heimküchen stellen Sondenkost selbst her. Meist kommt sie in großen Behältnissen gekühlt in die Pflegebereiche und wird dort portioniert, vorgewärmt und mit Hilfe von Spritzen oder von Nährlösungsbeuteln oder -flaschen über Tropfsysteme zugeführt. Nach der modernen Auffassung von der künstlichen Ernährung erscheinen diese Kostformen wenig praktikabel und umständlich. Noch weniger

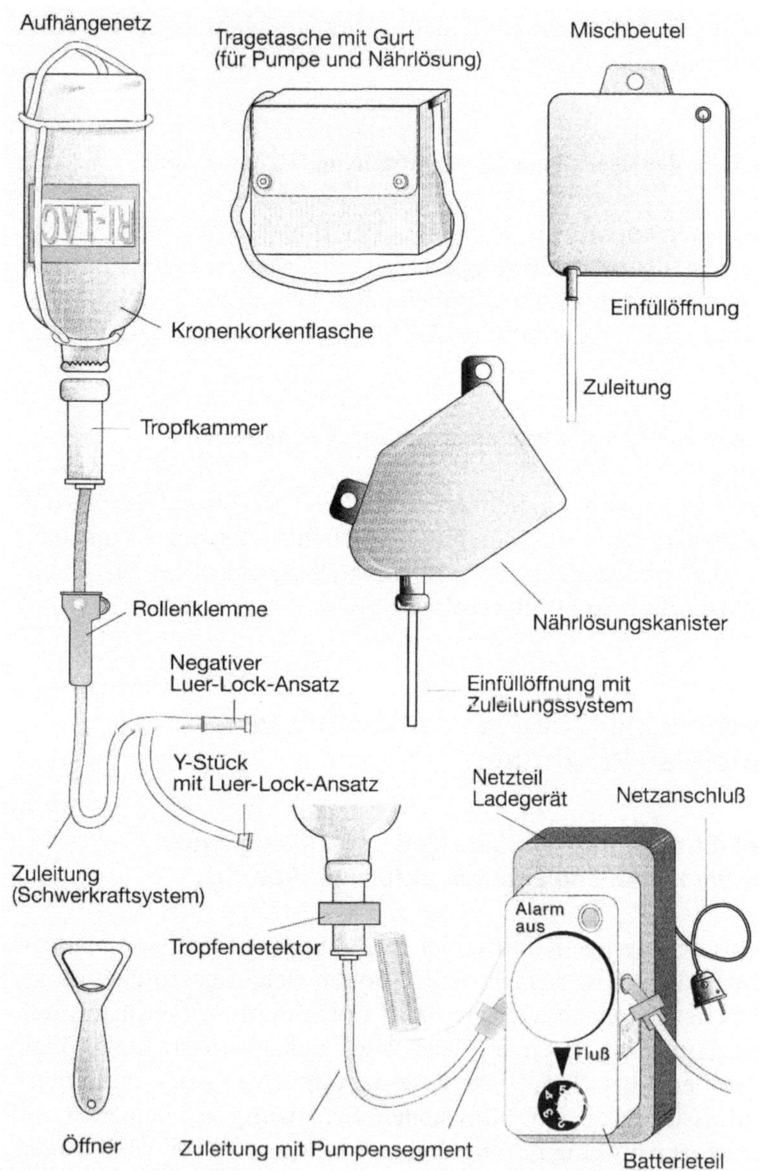

Abb. 16. Zubehör für die Sondenernährung. Behältnisse und Zuleitungen

eignet sich die selbstgefertigte Sondenkost wohl für die künstliche Ernährung in der häuslichen Pflege.

Herstellerabpackungen

Die meisten Hersteller füllen Sondenkost fertig zubereitet in Flaschen ab. Die Nahrung erweist sich als gut haltbar. Sie bedarf nicht der Kühlschranklagerung. Die Portionierung und die Zufuhr gestalten sich einfach. Die Flaschen lassen sich leicht öffnen (Kronenkorkenverschlüsse) – für das Aufziehen in Spritzen (zur wenig empfehlenswerten Bolusfütterung), für das Umfüllen in Nahrungsbeutel oder für den Anschluß von Tropfsystemen. Neben der *Flaschenabfüllung* kennt man die *Beutelabpackung* als Trockensubstanz. Lagerung und Portionierung bereiten wieder keine Probleme. Doch müssen die Nahrungspulver erst noch in (abgekochtem) heißem, warmem oder erkaltetem Wasser gelöst werden, ehe sie für die Zufuhr – über Spritzen, Flaschen, Beutel, Tropfsysteme – bereitstehen. Solche Zubereitungsumstände erlegt sich wohl nur auf, wer die künstliche Nahrung in herkömmlicher Weise – als Suppe oder als Getränk – vielleicht sogar nachgewürzt – anbieten will.

Flaschensysteme für die Nahrungs- und Flüssigkeitszufuhr

Selbst zubereitete Nahrung (wenig geeignet!) oder gelöste Trockennahrung oder Flüssigkeiten (Tee, Wasser) lassen sich natürlich in Flaschen umfüllen, z. B. in resterilisierte Originalnährflaschen, und über die üblichen Tropfsysteme einer Sonde zuleiten.

Beutelsysteme für die Nahrungs- und Flüssigkeitszufuhr

Beutelsysteme können Nährflüssigkeiten über eine weite Einfüllöffnung aufnehmen und erlauben über das integrierte Tropfsystem einen bequemen Zugang zur Sonde. Sie eignen sich (wenn man für besondere Fälle damit arbeiten will) für gelöste Trockennahrung, die Aufnahme von Flüssigkeiten (Tee, Wasser), für das Umfüllen von Flaschennährlösungen (keine Glasbruchgefahr im Patientenbereich) und lassen sich vor allem als Mischbeutel benützen, um Nahrung und zusätzliche Flüssigkeit sowie Nahrungszusätze (wie Elektrolyte) über das gleiche Tropfsystem zuführen zu können. Neben dem üblichen *Aufhängebeutel* (für die Ernährung in einem engeren Pflegebereich) benützt man *körperfixierte Beutel* (letztere stets zusammen mit Nährlösungspumpen), um dem Patienten einen größeren Aktionsradius zu ermöglichen.

Zuleitungssysteme für Nährlösungen und Flüssigkeiten für die künstliche enterale Zufuhr (s. Abb. 16)

Herkömmliche Zuleitungen für die enterale Nahrungs- und Flüssigkeitszufuhr: Schwerkraftsysteme

Die üblichen Tropfsysteme ähneln denen der venösen Infusionstherapie: auch sie besitzen eine Tropfkammer mit Luftventil, eine Rollenklemme zur Flußregulierung sowie Anschlüsse nach einem normierten System (Luer-Lock-System), das allerdings invers zu den venösen Infusionsbestecken ausgelegt wurde: versehentliche Fehlverbindungen (enterale Nahrung in eine Infusionsnadel) können eigentlich nicht vorkommen. Manche Sonden besitzen (oft wahlweise anzubringen) statt der Schraubadapter Trichteranschlüsse für Steckverbindungen und benötigen dann entsprechend konisch zulaufende Zuleitungen.

Zuleitungssysteme für Nahrungspumpen

Nahrungspumpen verlangen besondere Zuleitungen mit einem weichen Leitungsabschnitt zum Einlegen in die Rollenpumpe. (Auch hier bestehen wieder Ähnlichkeiten zu den entsprechenden Infusionsleitungen.)

Hilfsmittel und Ergänzungen für Zuleitungssysteme (Abb. 17)

Wieder bestehen in vielerlei Hinsicht Parallelen zu den aus der parenteralen Therapie bekannten Bestecken. Meist lassen sich in die Zuleitungen *Dreiwegehähne* integrieren, so daß sich ein neuer Weg zur Sonde hin eröffnet. Noch besser erlauben *Y-Bestecke*, verschiedene Flüssigkeiten parallel tropfen zu lassen oder Medikamente in die Sonde einzuspritzen. Sollen Spritzen oder andere Hilfsmittel aus der parenteralen Therapie zum Einsatz kommen, so benötigt man (wegen der dem intravasalen System entgegengesetzt festgelegten Anschlußnormen) in der Regel *Zwischenstücke*. Als *Spritzen* für Medikamente oder zum Durchspülen eignen sich für die parenterale Applikation (med.: Anwendung) übliche Spritzen, für die (wenig empfehlenswerte) Bolusfütterung (Ernährung in Einzelportionen) größere Spritzen mit Gewinde (sogenannte „Perfusorspritzen") oder große Konusspritzen (sogenannte „Blasenspritzen"), die dann natürlich eines entsprechenden Trichteradapters an der Sonde bedürfen.

Elektrische Pumpen für die enterale Zufuhr

Ernährungspumpen

Wie in der parenteralen Ernährung, so sichern elektrische Pumpen auch in der enteralen Ernährungstherapie konstante

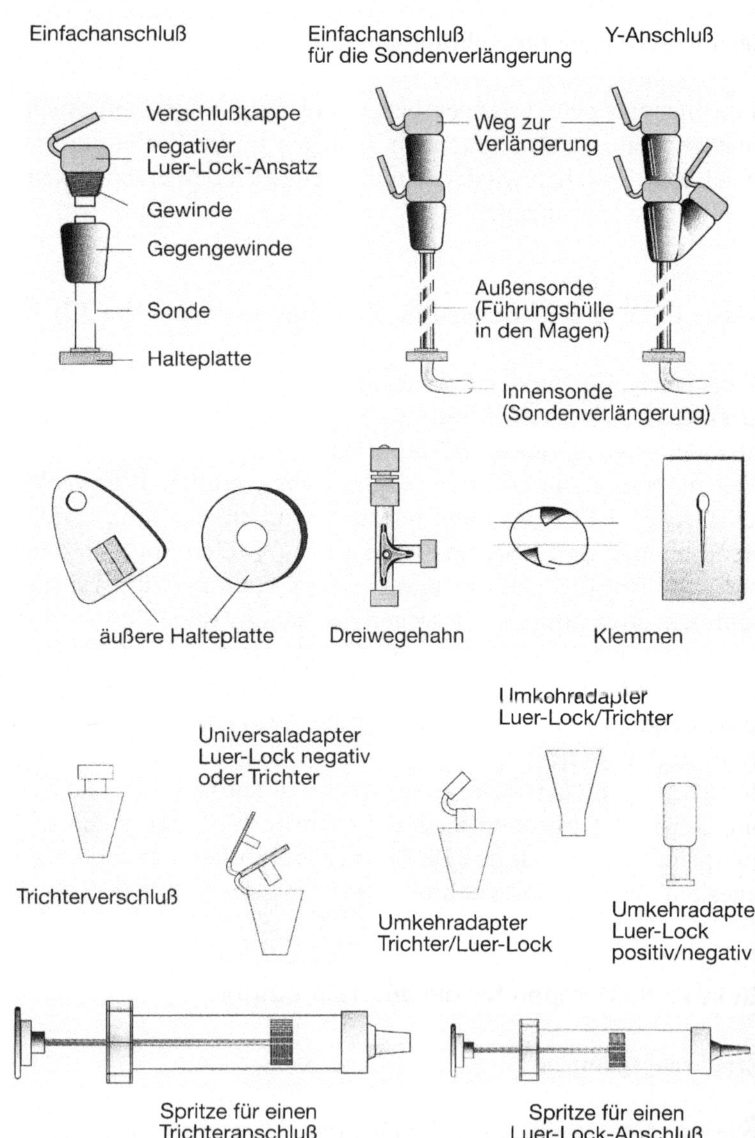

Abb. 17. Zubehör für die Sondenernährung. Anschlüsse und Adapter. Kleinteile

Zufuhrraten. Auch zähflüssige Nährlösungen (wie manche Diabetesnährlösungen oder schlackenreiche Nährlösungen) fließen zuverlässig ein. Mögliche Therapieprobleme wie Durchfälle, Blutzuckeranstiege, akute Flüssigkeitsüberladungen lassen sich oft vermeiden oder beheben. Will der Patient mit seiner künstlichen Ernährung mobil bleiben und bevorzugt am Körper zu tragende Nährlösungsbeutel, so benötigt er stets eine Pumpe für die Ernährung. Die Elektropumpen beziehen ihre Energie über einen Netzstecker. Der Netzanschluß lädt gleichzeitig eine Akkueinheit auf, die einen stundenlangen netzunabhängigen Pumpenbetrieb erlaubt. Noch größere Mobilität verschaffen Wechselakkus mit einem Ladegerät. Die Pumpen sind mit einer einfachen Flußratenvorwahl sowie mit Alarmfunktionen (Stromausfall, Flußbehinderung) ausgestattet. Moderne Geräte erlauben oft auch die Vorgabe der Gesamtpumpzeit bzw. der Gesamtpumpmenge und den Abruf der bisherigen Pumpleistung. Neben einem kontinuierlichen Fluß bieten einige Pumpen auch die Option, ein Boluskonzept zu programmieren – mit kurzfristig (z. B. über 20 Minuten) hohen Flußleistungen und anschließenden Pausen, ähnlich der natürlichen Nahrungszufuhr in Intervallen – aber wohl ohne bedeutende praktische Vorteile. Mit etwas Erfahrung lassen sich gleichwohl die meisten Patienten mit einer Sondenernährung auch mit Hilfe von Schwerkraftsystemen, technisch weniger aufwendig und weniger störanfällig, gut führen.

Aufhängevorrichtungen

Bügel („Bettgalgen") mit Aufhängehaken, an einem Pflegebett leicht anzubringen, oder Infusionsständer eignen sich im stationären Bereich, Nährlösungsbehältnisse (und Pumpen) für den Gebrauch gut unterzubringen. Soweit man nicht auch für die ambulante Pflege ebenfalls solcher Hilfen bedarf, stehen handliche Tischständer – und natürlich am Körper zu fixierende Tragesysteme (Beutel oder Taschen mit Tragegurten) zur Verfügung.

Flüssigkeiten und Nährlösungen für die künstliche enterale Ernährung[2]

Flüssigkeiten für die künstliche enterale Ernährung

Nährpräparate für die künstliche enterale Ernährung werden zwar in flüssiger Zubereitung angeboten oder für die Zufuhr in Flüssigkeiten gelöst, doch benötigt man für die Bedürfnisse des Flüssigkeitshaushaltes eigentlich stets ein zusätzliches – auf den Einzellfall abzustimmendes – Flüssigkeitsangebot. Dabei beachte man, daß die Fertiglösungen natürlich auch Trockenmasse enthalten, ihr „Flüssigkeitswert" also meist nur zwei Drittel bis drei Viertel des zugeführten Volumens ausmacht.

Flüssigkeits- und Elektrolytlösungen für die künstliche enterale Ernährung (Tabelle 13)

Die Industrie bietet für die enterale Zufuhr Flüssigkeits- und Elektrolytlösungen an, zum Teil als Elektrolytkonzentratpulver, bestimmt zur Auflösung in abgekochtem Wasser. Da die üblichen Nährlösungen durchwegs ausreichend Mineralstoffe enthalten, benötigt man diese Ergänzungen kaum je, vielleicht

---

[2] Wieder finden sich im folgenden Text Beispiele für handelsübliche Präparationen, selbstverständlich ohne jeden Anspruch auf Vollständigkeit der Produktlisten und ohne Wertung der Produktpaletten der verschiedenen Hersteller.

Tabelle 13. Mineralstoffkonzentrate (Beispiele)

Präparat	Mineralstoffe	Weitere Stoffe	Auflösen in
Elotrans (Fresenius)	Natriumchlorid, Natriumzitrat, Kaliumchlorid	Glukose	200 ml Tee oder abgekochtem Wasser
Oralpädon (Fresenius)	Natriumchlorid, Kaliumbikarbonat	Glukose	100 ml Tee oder abgekochtem Wasser
Saltadol (Lindopharm)	Natriumchlorid, Natriumbikarbonat, Kaliumchlorid	Glukose	200 ml Tee oder abgekochtem Wasser

in besonderen Mangelsituationen. Als hilfreich erweisen sich solche Mineralstofflösungen bei schweren Durchfallerkrankungen mit großen Flüssigkeits- und Elektrolytverlusten. Sie eignen sich – sofern der Patient nicht erbricht – zum Trinken, wenn sie auch vom Geschmack her nicht jedermann zusagen.

Tee und Wasser als ergänzendes Flüssigkeitsangebot

In aller Regel genügt Wasser als die künstliche enterale Ernährung ergänzendes Flüssigkeitsangebot. Zumeist empfielt es sich, um bakterielle Verunreinigungen zu vermeiden, das Wasser vor der Zufuhr abzukochen (und auskühlen zu lassen!). Bevorzugt man Tee, der im Rahmen des Stationsbetriebes wohl ohnedies gekocht wird, so beachte man, daß Früchtetees Nahrungsbestandteile ausfällen und die Sonden verstopfen können, also nicht gegeben werden dürfen. Handelsübliche „stille" Mineralwässer, meist mit garantierter Keimfreiheit, sind natürlich ebenfalls erlaubt und müssen nicht mehr abgekocht werden. Kohlensäurehaltige Getränke führen leicht zu Blähungen und verbieten sich daher.

Nährlösungen für die künstliche enterale Ernährung: Standardnährlösungen

Selbsthergestellte Sondenkost

Nur wenige Küchen in Kliniken oder Heimen stellen Sonden kost selbst her. Es bietet sich dies aus heutiger Sicht auch nich mehr an; die Vorteile der industriell gefertigten Nahrung überwiegen. Die Zusammensetzung selbstgefertigter Kost läß sich nie exakt angeben. Die Konsistenz der Nahrung bleibt trotz Passierens, meist recht hoch, so daß eigentlich nur eine Bolusfütterung – mit all ihren Nachteilen – in Betracht kommt Bei einer Sondenpositionierung tief im Dünndarm eignet sich diese Kost von vorneherein nicht. Leicht entstehen Probleme der bakteriellen Kontamination (med.: Verunreinigung mit Bakterien). Die Handhabung erweist sich als umständlich. Und preisliche Vorteile lassen sich, berücksichtigt man die Perso-nalkosten, wohl auch nicht ins Feld führen. Traditionelle Bindungen und der subjektive Eindruck einer natürlicheren Kostform erhalten diese Ernährungsform wohl noch vereinzelt.

Künstliche enterale Grundernährung. Nichtbedarfsdeckende Formuladiäten (Tabelle 14)

Die Industrie bietet eine künstliche enterale Basisernährung an mit einem Minimalgehalt an Kalorien und Nährstoffen, speziell an Eiweißen und Vitaminen, mit einer definierten, normierten Zusammensetzung (lat.: *formula* = Norm, Regel, Vorschrift; daher: Formuladiät). Es handelt sich in der Regel um Pulverab-packungen, die für die Zufuhr erst in Flüssigkeit gelöst und zubereitet werden müssen. Diese Diäten sind für die normale orale Zufuhr (Ernährung über den Mund) vorgesehen. Sie besitzen eine geringe Bedeutung als Zusatzkost bei ungenügen-

Tabelle 14. Nichtbedarfsdeckende Diäten (Beispiele; + = vorhanden)

Präparat	Eiweiß [g]	Kohlen-hydrate [g]	Fette [g]	Vit-amine	Mineral-stoffe	Geschmack	Kalo-rien [kcal]	auflösen in
Fortimel (Pfrimmer)	19,4 (= 39% der Gesamt-kalorien)	20,8 (= 42% der Gesamt-kalorien)	4,2 (= 19% der Gesamt-kalorien)	+	Natrium Kalium u. a.	Erbeere Kakao u. a.	200	Flüssig-keit
Meritene (Wander)	19,8 (= 32% der Gesamt-kalorien)	36,7 (+Laktose) (= 58% der Gesamt-kalorien)	2,86 (= 10% der Gesamt-kalorien)	+	Natrium Kalium	Vanille, Schoko	252	200 ml Wasser

Tabelle 15. Formuladiäten mit Geschmackszusatz (Beispiele; + = vorhanden)

Präparat	Eiweiß [g]	Kohlen-hydrate [g]	Fette [g]	Mineral-stoffe, Vitamine	Geschmack	Kalorien
Biosorb Drink (Pfrimmer)	20 (= 16% der Gesamtkalorien)	59 (= 48% der Gesamtkalorien)	20 (= 36% der Gesamtkalorien)	+	neutral, Vanille u. a.	500 kcal 1 kcal/ml
Fresubin inst. (Fresenius)	8,2 (= 14% der Gesamtkalorien)	40 (= 70% der Gesamtkalorien)	4,2 (= 16% der Gesamtkalorien)	+	Frühlings-suppe	233 kcal

der konventioneller Ernährung. Und sie spielen eine gewisse
Rolle bei Reduktionsdiäten (Abmagerungskuren), wo sie eine
Basisversorgung des Organismus sicherstellen sollen. (Da sie
nicht helfen, ein neues Eßverhalten einzuüben, gilt ihr positiver
Langzeiteffekt als eher zweifelhaft.)

**Künstliche orale Ernährung.
Formuladiäten mit Geschmackszusatz (Tabelle 15)**

Formuladiäten mit Geschmackszusatz eignen sich für eine
künstliche orale Ernährung (lat.: *os* = Mund; also: Ernährung
über den Mund). Als Pulverabfüllungen müssen sie erst mit
Flüssigkeit nach Vorschrift angerichtet werden, als Flaschenab-
packungen gelten sie als zufuhrfertig. Je nach klinischer Situation darf Nachwürzen erlaubt werden. Die geschmackliche
Qualität beurteilen die Patienten unterschiedlich; die Ge-
schmacksvielfalt herkömmlicher Kost läßt sich natürlich keines-
falls erreichen. Als kalorische Zulage zu einer freien Kost
enttäuschen diese Ernährungsformen häufig, da die Patienten
meist nicht genug von der künstlichen Ernährung zu sich
nehmen oder die Normalkost entsprechend reduzieren. Der
Appetitverlust durch eine schwere Grunderkrankung läßt sich
auf diesem Weg eben oft nicht überspielen. Bei einer mechani-
schen Passagebehinderung, z. B. durch einen Speiseröhrenkrebs
kommen natürlich die Vorteile einer flüssigen Kost zur Geltung,
doch sollte dieser Ausweg einen besseren – endoskopischen oder
operativen oder strahlentherapeutischen – Lösungsversuch für
das Ernährungsproblem und für ein Angehen der Grundkrankheit nicht verzögern. Die Bilanzierung einer Ernährungstherapie erleichtern diese Lösungen mit definiertem Nährstoff- und
Kaloriengehalt allemal.

Hochmolekulare nährstoffdefinierte bilanzierte Formuladiäten (Tabelle 16)

Diese Nährlösungen gehören heute häufig in ein Basiskonzept einer künstlichen enteralen Ernährung. Als nährstoffdefinierte Lösungen besitzen sie einen festgelegten Gehalt an Kalorien und Nährstoffen (Kohlenhydraten, Fetten, Eiweißen), an Mineralstoffen, Spurenelementen, Vitaminen. Zumeist sind die Präparate so abgestimmt (in solcher Weise bilanziert), daß bei einem üblichen Ernährungsprogramm von 2000 Kalorien alle Einzelkomponenten in ausgewogener Weise angeboten werden, und 1500 Kalorien meist immer noch Minimalanforderungen erfüllen. Die großen Molekülgruppen („hochmolekular") dieser Lösungen entfalten nur eine geringe Wasserbindung (wissenschaftlicher: führen zu einer geringen Osmolarität) und bewirken so eine gute Verträglichkeit bei der Zufuhr über den Magen oder den oberen Dünndarm und helfen, ernährungsbedingte Durchfälle zu vermeiden. Sie verlangen andererseits dem Organismus noch eine gewisse Verdauungsleistung ab (müssen also für die Aufnahme aus dem Darm aus ihrer hochmolekularen Form erst in ihre Bruchstücke – in Zucker, in Peptide [Eiweißbruchstücke], in Fettsäuren – zerlegt werden). Erfüllt das Verdauungssystem diese Aufgaben nicht mehr genügend, so kommt es wiederum zu Durchfällen. Formuladiäten mit Geschmackszusätzen gehören übrigens in der Regel auch in diese Gruppe der hochmolekularen künstlichen Kostpräparationen. (Die Geschmacksstoffe erhöhen die Osmolarität [Wasserbindungskraft] der Nährlösungen. Man wird sie daher als Sondenkost – wo die Geschmackskorrektur ja keinerlei Vorteile für den Patienten erbringt – nicht bevorzugt einsetzen.)

Tabelle 16. Hochmolekulare bilanzierte Trink- und Sondennahrung (Beispiele; + = vorhanden)

Präparat	Eiweiß [g]	Kohlen-hydrate [g]	Fette [g]	Mineral-stoffe, Vitamine	Geschmack	Kalorien
Fresubin flüssig (Fresenius)	19 (= 15% der Gesamtkalorien)	69 (= 55% der Gesamtkalorien)	17 (= 30% der Gesamtkalorien)	+	Mokka, Nuß u. a.	500 kcal 1 kcal/ml
Biosarb Sonde (Pfrimmer)	20 (= 16% der Gesamtkalorien)	59 (= 48% der Gesamtkalorien)	20 (= 36% der Gesamtkalorien)	+	neutral	500 kcal 1 kcal/ml
Salvimulsin Stand (Clintec)	18,8 (= 15% der Gesamtkalorien)	68,8 (= 55% der Gesamtkalorien)	16,7 (= 30% der Gesamtkalorien)	+	neutral, u. a. Vanille	500 kcal 1 kcal/ml 1 kcal/ml
Nutricomp F (Braun)	27 (= 17% der Gesamtkalorien)	93 (= 59% der Gesamtka orien)	16,5 (= 24% der Gesamtkalorien)	+	neutral, Karamel u. a.	625 kcal 1,25 kcal/ml

Niedermolekulare chemisch definierte bilanzierte Formuladiäten (Tabelle 17)

Diese Diäten gelten als zweite wichtige Hauptgruppe künstlicher Nährlösungen. Dabei bedeutet chemisch definiert, daß sich der Gehalt an Stoffen chemisch exakt angeben läßt. Die Nährstoffkomponenten liegen nun aber bereits aufgeschlossen in kleinen Bruchstücken, als Zucker mit wenigen Bauelementen (med.: Oligosaccharide; griech.: *oligos* = wenige), als kurze Aminosäureketten (med.: Oligopeptide), die Fette am besten mit einem hohen Anteil mittelkettiger Triglyzeride – niedermolekular vor.

Das heißt, der Organismus braucht nahezu nur noch aufzunehmen und muß nur eine geringe eigene Verdauungsleistung beisteuern. Auch schwer beeinträchtigte Patienten kommen daher mit diesen Diäten zurecht. Und sie eignen sich für die Zufuhr tief in den Dünndarm, selbst ins Jejunum (med.: Leerdarm) fernab von der großen Verdauungsdrüse Pankreas (Bauchspeicheldrüse). Sie benötigen nur eine relativ kleine Fläche resorbierenden Dünndarms und stellen die Verdauungsorgane ansonsten weitgehend ruhig. Die kleinen Einzelelemente ziehen freilich viel Waser (hohe Osmolarität) in den Darm; dies dehnt ihn, regt seine Peristaltik (Bewegung) an und kann zu Durchfällen führen, denen man durch eine langsame und gleichmäßige Zufuhr begegnen muß. Die Ansprüche an eine bilanzierte Kost erfüllen natürlich auch diese Nährlösungen. (Diese Präparationen spielen für die orale Darreichung keine große Rolle, doch erhält man sie auch mit Geschmackskorrigenzien.)

Tabelle 17. Niedermolekulare bilanzierte Sondennahrung (Beispiele; + = vorhanden)

Präparat	Einweiß [g]	Kohlen- hydrate [g]	Fette [g]	Mineral- stoffe, Vitamine	Geschmack	Kalorien
Peptisorb flüssig (Pfrimmer)	18,8 (= 15% der Gesamtkalorien)	93,8 (= 75% der Gesamtkalorien)	5,6 (= 10% der Gesamtkalorien)	+	neutral	500 kcal 1 kcal/ml
Survimed OPD (Fresenius)	22,5 (= 18% der Gesamtkalorien)	75 (= 60% der Gesamtkalorien)	13 (= 22% der Gesamtkalorien)	+	neutral	500 kcal 1 kcal/ml
Nutricomp Peptid F (Braun)	22,5 (= 18% der Gesamtkalorien)	84 (= 67% der Gesamtkalorien)	8,5 (= 15% der Gesamtkalorien)	+	neutral	500 kcal 1 kcal/ml

Tabelle 18. Hochmolekulare bilanzierte Diäten mit Schlackenstoffen (Beispiele; + = vorhanden)

Präparat	Einweiß [g]	Kohlen- hydrate [g]	Fette [g]	Mineral- stoffe, Vitamine	Geschmack	Kalorien
Salviplus (Clintec)	23,8 (= 19% der Gesamtkalorien)	67 (= 54% der Gesamtkalorien)	15 (= 27% der Gesamtkalorien)	+	neutral Frucht	500 kcal 1 kcal/ml
Osmolite mit Ballastoffen	21 (= 16,7% der	66,8 (= 53,3% der	17,4 (= 30% der	+	neutral	500 kcal 1 kcal/ml

Nährlösungen für die künstliche enterale Ernährung: Nährlösungen für besondere Indikationen

Nährlösungen mit Schlackenstoffen (Tabelle 18)

Unter der üblichen schlackenarmen künstlichen Diät reduziert sich das Stuhlvolumen oft erheblich. Die Reststühle besitzen bisweilen eine wäßrigschleimige Konsistenz, unangenehm für den Patienten und belastend in der Pflege. Schlackenreiche Kost sorgt für einen geregelten, voluminösen, weichen (doch nicht ungeformten) Stuhl. Oft lassen sich mit diesen Lösungen Stuhlgangsprobleme bei einer künstlichen Kost beheben. Sie beanspruchen den Darm entsprechend stärker. Sinnvollerweise bietet die Industrie sie daher auch nur als Variante einer hochmolekularen Kost an. Die Schlackenstoffe können die Fließeigenschaften der Nährlösungen beeinträchtigen, so daß sich häufig eine Zufuhr über Elektropumpen empfiehlt.

Nährlösungen für eine diabetische Stoffwechsellage (Tabelle 19)

Hält man gleichmäßig niedrige Zufuhrraten (kontinuierliche Ernährung, statt einer Bolusernährung) ein, so vertragen Diabetiker (med.: Zuckerkranke) alle üblichen bilanzierten Diäten. Ballaststoffe können die Resorption (med.: Aufnahme aus dem Darm ins Blut) von Kohlenhydraten in wünschenswerter Weise verzögern.

Spezielle Diabetikerlösungen, hochmolekular, vor allem mit hochmolekularen Kohlenhydraten (Stärke), zum Teil mit einem etwas höheren Fettanteil, sorgen für ein langsames Anfluten der Zuckerstoffe und glätten das Profil der Blutzuckerwerte im Tagesverlauf.

Tabelle 19. Hochmolekulare bilanzierte Diäten für Diabetiker (Beispiele; + = vorhanden)

Präparat	Einweiß [g]	Kohlenhydrate [g]	Fette [g]	Mineralstoffe, Vitamine	Geschmack	Kalorien
Salvimulsin diab. (Clintec)	16,3 (= 13% der Gesamtkalorien)	58,8 (= 53% der Gesamtkalorien)	18,8 (= 34% der Gesamtkalorien)	+	neutral Toffee	470 kcal 0,94 kcal/ml
Fresubin diab. (Fresenius)	17 (= 15% der Gesamtkalorien)	60 (= 53% der Gesamtkalorien)	16 (= 32% der Gesamtkalorien)	+	neutral Ananas u. a.	450 kcal 0,9 kcal/ml

Tabelle 20. Bilanzierte Diäten mit erhöhtem Kaloriengehalt (Beispiele; + = vorhanden)

Präparat	Eiweiß [g]	Kohlenhydrate [g]	Fette [g]	Mineralstoffe, Vitamine	Geschmack	Kalorien
Supportan (Fresenius)	29,2 (= 18% der Gesamtkalorien)	52 (= 32% der Gesamtkalorien)	36 (= 50% der Gesamtkalorien)	+	neutral	650 kcal 1,3 kcal/ml
Biosorb 1500 (Pfrimmer)	30 (= 16% der Gesamtkalorien)	87,5 (= 48% der Gesamtkalorien)	30 (= 36% der Gesamtkalorien)	+	neutral	750 kcal 1,5 kcal/ml
Pulmocare (Abbott)	31,3 (= 16,7% der	52,8 (= 28,1% der	46 (= 55,2% der	+	Vanille	750 kcal 1,5 kcal/ml

Nährlösungen mit erhöhtem Kalorien- und Fettgehalt (Tabelle 20)

Mit Fetten angereicherte Nährlösungen besitzen einen hohen Energieinhalt in einem relativ geringen Volumen. Mit solchen Lösungen lassen sich ausreichend Kalorien bei geringer Flüssigkeitsbelastung zuführen – wichtig etwa bei einer Herzinsuffizienz. Der hohe Fettanteil dieser Diäten bewirkt zudem, daß bei ihrer Nutzung zur Energiegewinnung relativ wenig Kohlendioxid (das über die Lunge abgeatmet werden muß) anfällt, ein besonderer Vorteil für Patienten mit einer respiratorischen Insuffizienz (med.: Atemschwäche). Auch für Patienten mit Tumorerkrankungen bieten sich fettreiche Ernährungsregime an: gesunde Körperzellen vermögen (bis auf wenige Ausnahmen) Fett zu verarbeiten, bösartige Neubildungen beschränken sich oft weitgehend auf die Energiegewinnung aus Glukose.

Nährlösungen mit mittelkettigen Triglyzeriden (Tabelle 21)

Fette aus mittelkettigen Triglyzeriden (dies bezieht sich auf die Kettenlänge der zugehörigen Fettsäuren) stellen (im Gegensatz zu solchen aus langkettigen) keine besonderen Ansprüche an die Verdauungsarbeit: sie können sogar ohne Mithilfe von Gallensalzen aufgenommen werden. Unter diesem Gesichtspunkt besitzen diese Lösungen eine besondere Bedeutung für die künstliche Ernährung bei Gallensalzmangelzuständen im Dünndarm (etwa bei einem Verschlußikterus [med.: Gelbsucht durch Gallenwegsverschluß]). Hier erscheint vor allem die Kombination mit niedermolekularen Lösungen sinnvoll, die dann auch nicht mehr auf den Verdauungsbeitrag des Pankreas (med.: Bauchspeicheldrüse) angewiesen sind. Auch Diäten mit mittelkettigen Triglyzeriden werden als hochkalorische Nährlösungen angeboten und eignen sich für Patienten mit einge-

Tabelle 21. Nährlösungen mit mittelkettigen Triglyzeriden (Beispiele)

Präparat	Eiweiß [g]	Kohlen-hydrate [g]	Fette	Diättyp	Geschmack	Kalorien
Salvipeptid liq. MCT (Clintec)	23,8 (= 19% der Gesamtkalorien)	67,5 (= 54% der Gesamtkalorien)	15 (= 27% der Gesamtkalorien)	nieder- molekular 50% MCT	neutral Mokka	500 kcal 1 kcal/ml
Biosorbin MCT (Pfrimmer)	25 (= 20% der Gesamtkalorien)	61,5 (= 50% der Gesamtkalorien)	16,5 (= 30% der Gesamtkalorien)	hoch- molekular 50% MCT	neutral Kakao u. a.	500 kcal 1 kcal/ml
Fresubin 750 MCT (Fresenius)	37,5 (= 20% der Gesamtkalorien)	85 (= 45% der Gesamtkalorien)	30 (= 35% der Gesamtkalorien)	hoch- molekular 60% MCT	Vanille	750 kcal 1,5 kcal/ml

schränkter Flüssigkeitstoleranz (etwa bei einer Herzinsuffizienz). Vor allem hier haben dann auch Kombinationen mit hochmolekularen Lösungen ihre Berechtigung.

Nährlösungen für Patienten mit hepatischer Insuffizienz (Leberschwäche) (Tabelle 22)

Patienten mit einer fortgeschrittenen Lebererkrankung vertragen kompliziert aufgebaute Aminosäuren (med.: *aromatische* Aminosäuren), die vorwiegend die Leber verstoffwechselt, schlecht. Für diese Situation stehen eigens angepaßte Nährlösungen mit einem hohen Anteil einfacher Aminosäuren (med.: *aliphatische* Aminosäuren), die vor allem die Peripheri (etwa die Muskulatur) verwerten kann, zur Verfügung.

Nährlösungen für Patienten mit renaler Insuffizienz (Nierenschwäche) (Tabelle 23)

Nur die Niere scheidet die Schlackenstoffe des Eiweißstoffwechsels aus. Kranke mit einer kritischen Nierenfunktionseinschränkung tolerieren daher nur noch geringe Mengen an Eiweißen bzw. Aminosäuren. Die *essentiellen* Aminosäuren bleiben auch für diese Patienten unverzichtbar. Diese Aminosäuren fördern den Einweißaufbau, setzen also den Anfall von Eiweißstoffwechselschlacken herab. Auf diese Anforderungen gehen eigens für den Nierenkranken adaptierte (med.: angepaßte) Nährlösungen ein. Da bei einer Nierenschwäche auch die Mineralstoffe leicht aus dem Gleichgewicht geraten, enthalten diese Lösungen oft keine Elektrolyte (Mineralstoffe) bzw. nur geringe Mengen: die Mineralstoffe müssen also, entsprechend der jeweiligen Krankheitssituation, zugegeben werden.

Tabelle 22. Diäten bei hepatischer Insuffizienz (Beispiele) (+ = vorhanden)

Präparat	Eiweiß [g]	Kohlenhydrate [g]	Fette [g]	Mineralstoffe, Vitamine	Geschmack	Kalorien
Fresubin hepa (Fresenius)	20 (= 12% der Gesamtkalorien)	89,5 (= 55% der Gesamtkalorien)	24,5 (= 33% der Gesamtkalorien)	+	Mandarine Cappuccino	650 kcal 1,3 kcal/ml
Nutricomp hepa (Braun)	20 (= 12% der Gesamtkalorien)	77,5 (= 48% der Gesamtkalorien)	29 (= 40% der Gesamtkalorien)	+	Schoko	650 kcal 1,3 kcal/ml

Tabelle 23. Diäten bei renaler Insuffizienz (Beispiele)

Präparat	Eiweiß [g]	Kohlenhydrate [g]	Fette [g]	Mineralstoffe, Vitamine	Geschmack	Kalorien
Salvipeptid nephro (Cintec)	19,4 (= 8,3% der Gesamtkalorien)	175 (= 70% der Gesamtkalorien)	24 (= 21,7% der Gesamtkalorien)	mineralreduziert, variabler Flüssigkeitszusatz	Milchkaffee	1000 kcal bis 2 kcal/ml
Survimed renal (Fresenius)	5,2 (= 6% der Gesamtkalorien)	69 (= 84% der Gesamtkalorien)	3,8 (= 10% der Gesamtkalorien)	mineralreduziert, variabler Flüssigkeits-	Banane	330 kcal 1,3 kcal/ml

Tabelle 24. Zusätze zu bilanzierten Diäten (Beispiele)

Präparat	Inhaltskomponenten
Ballaston (Braun)	Ballaststoffe (Sojakleie)
Nutricomp Aromamischungen (Braun)	Milchkaffee, Vanille, Erbeere

Ergänzungen zu den Flüssigkeiten und Nährlösungen

Entsprechend dem Konzept, die künstliche enterale Ernährung mit bilanzierten Komplettdiäten zu betreiben, erübrigen sich Zusätze zu den Nährlösungen zumeist – bis auf die obligate Flüssigkeitsergänzung (anders als bei der flexibler einzurichtenden parenteralen Ernährung, wo man häufig individuelle Kompositionen bevorzugt). Selten benötigt man zusätzlich Vitamine oder Mineralstoffe. Sie können, wie andere Medikamente auch – entsprechend zubereitet (zermörsert, aufgelöst) – über die Sonde eingespritzt werden. Besonders leicht lassen sich Elektrolyte mittels der intravenösen Präparationen zuführen, der Nährlösung selbst oder der Flüssigkeitsergänzung zugemischt. Einige Hersteller bieten Geschmackszusätze und Ballaststoffe als den Grunddiäten zuzufügende Einzelkomponenten an (Tabelle 24).

Ambulante Betreuung für die künstliche enterale Ernährung

In der Durchführung einer künstlichen enteralen Ernährung außerhalb des Krankenhauses wirken Patienten und Angehörige zusammen, die noch während des stationären Aufenthaltes entsprechend unterrichtet und geschult werden müssen, Kranken- und Altenpflegekräfte in Alten- und Pflegeheimen oder in der ambulanten Patientenbetreuung sowie spezielle Ernährungsteams, wie sie Krankenpflegeinstitutionen, Sanitätsgeschäfte, vor allem aber die großen Herstellerfirmen etablieren, dazu natürlich Haus- und Fachärzte im ambulanten Bereich und die zuständige Klinik (am günstigsten im Rahmen einer eigenen Ernährungsambulanz). Kommunikation, Erfahrungsaustausch, wechselseitige Beratung und Schulungen verbessern die Zusammenarbeit und dienen einer guten Patientenversorgung.

Praktische Hinweise und Regeln für die künstliche enterale Ernährung

Ernährung in Einzelportionen (Bolusernährung)

Die Ernährung in Einzelportionen ergibt sich selbstverständlich als Konzept der künstlichen oralen Ernährung mit Formuladiäten.

Bei der Sondenernährung gilt das Boluskonzept nur als erlaubt bei der gastralen Ernährung und nur bei der Verwendung hochmolekularer Diäten. Die Bolusernährung ahmt zwar die natürliche Ernährung nach, doch erweist sich dies häufig nicht als erstrebenswert: Krankheitszustand und Versorgungsbedürftigkeit bestehen ja auch kontinuierlich. Die Bolusernährung bringt eher als die kontinuierliche Ernährung die Gefahren von Erbrechen, Reflux und Aspiration mit sich und führt leichter zu Durchfällen und zu einer subjektiven Belästigung des Patienten (Völlegefühl). Hält man die obligat zu fordernden Sicherheitsvorkehrungen – nicht mehr als 250 ml pro Portion, nicht weniger als 10 Minuten Zufuhrzeit pro Mahlzeit – ein, so erweist sich dies Konzept auch als gänzlich unpraktisch für die Pflege: *Die* Bolusernährung bewährt sich in der künstlichen enteralen Sondenernährung nur in Ausnahmefällen.

Kontinuierliche Ernährung

Die kontinuierliche Ernährung – meist mit Tropfsystemen, bei Bedarf aber auch mit Hilfe von Ernährungspumpen – stellt das bewährte Konzept der künstlichen enteralen Ernährung über Sonden dar.
Die kontinuierliche Ernährung überreizt nicht die Reservoirfunktion des Magens; sie bringt keine Belastungsspitzen für die Verdauungs- und Resorptionsleistung mit sich; und sie vermeidet eine Überbeanspruchung des Stoffwechsels.

Zufuhrgeschwindigkeit und Dauer der Zufuhr

Die Zufuhrrate soll möglichst niedrig liegen; entsprechend muß die Zufuhr lange währen.
Eine niedrige Geschwindigkeit der Nahrungszufuhr verbessert die Verträglichkeit der künstlichen Ernährung. Ansprüche der Körperhygiene und der Pflege lassen meist Zufuhrdauern von etwa 20 Stunden am Tag angeraten erscheinen. Mobile Patienten in gutem (vielleicht durch die Ernährungstherapie wieder gebessertem) Allgemeinzustand können die Zufuhrzeiten noch weiter einschränken, um Freiräume für Alltagsaktivitäten zu gewinnen. Für solche Patienten sollte man jedoch vor allem auf die Ernährung mit Hilfe von Körperbeutelsystemen und batteriegetriebenen Ernährungspumpen zurückgreifen.

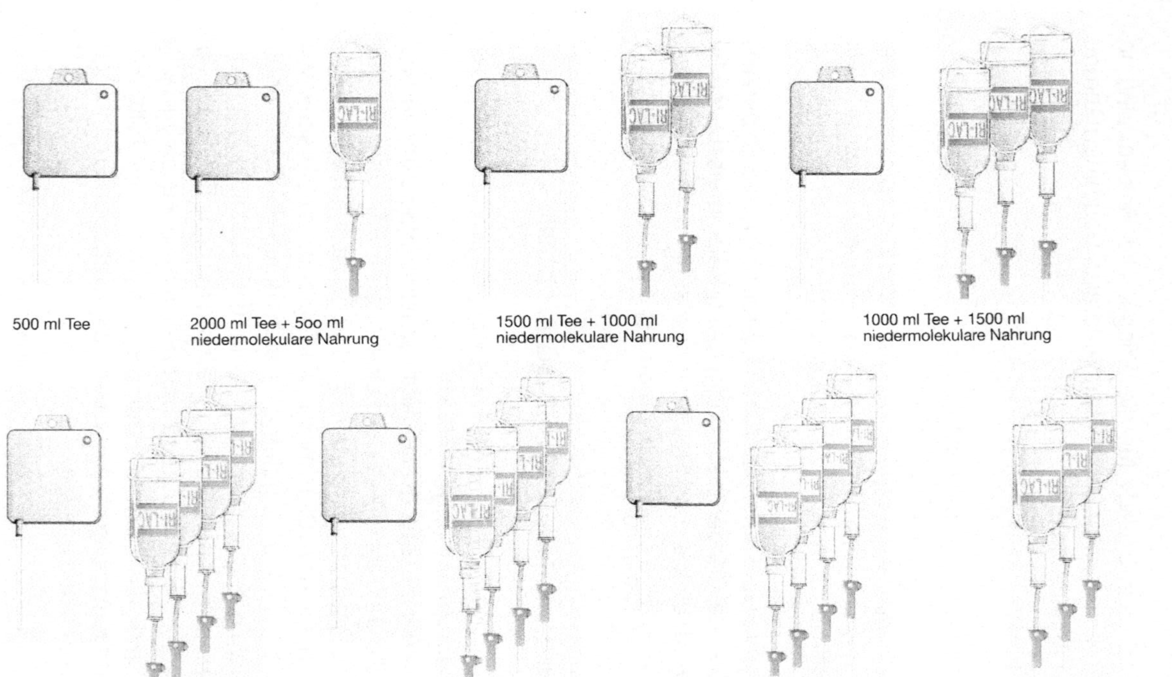

500 ml Tee
2000 ml Tee + 5oo ml niedermolekulare Nahrung
1500 ml Tee + 1000 ml niedermolekulare Nahrung
1000 ml Tee + 1500 ml niedermolekulare Nahrung
500-1000 ml Tee + 2000 ml niedermolekulare Nahrung = 2000 kcal bei 2100-2600 ml Flüssigkeit
500-1000 ml Tee + 2000 ml hochmolekulare Nahrung = 2000 kcal bei 2160-2660 ml Flüssigkeit
500-1000 ml Tee + 2000 ml hochrmolekulare Nahrung Nahrung mit Ballaststoffen = 2000 kcal bei 2180-2680 ml Flüssigkeit
1500 ml hochkalorische Nahrung = 2400 kcal bei 1050 ml Flüssigke

Allmählicher Kostaufbau (Abb. 18)

Die künstliche enterale Ernährung wird mit geringen Nahrungsmengen und niedrigen Zufuhrraten begonnen; Menge und Zufuhrgeschwindigkeit darf man nur langsam steigern.
Die Umstimmung des Gesamtorganismus von einer Mangelversorgung hin zu einer Normalversorgung bzw. zu einer Aufbauversorgung geschieht langsam. Vor allem das Verdauungssystem, das schon nach wenigen Tagen ohne Leistungsanforderung seine Verdauungseiweiße (med.: Enzyme) reduziert, muß sich erst nach und nach wieder auf seine Aufgaben einstellen.

Künstliche Ernährung in einem therapeutischen Gesamtkonzept

Die künstliche Ernährung findet sich in ein therapeutisches Gesamtkonzept eingebunden. Sie muß den Bedürfnissen des Kreislaufs, des Stoffwechsels und etwaigen Organschwächen Rechnung tragen.
Die künstliche Ernährung stellt oft eine Voraussetzung für andere, ursächlich orientierte Therapiemaßnahmen dar, ersetzt diese aber nicht. Besondere Beachtung im Ernährungskonzept beanspruchen die Kreislaufsituation (Belastbarkeit mit Flüssigkeit und Kochsalz), die Stoffwechsellage (z. B. Diabetes mellitus) sowie Organminderleistungen (etwa der Leber oder der Nieren). (Für solche kritischen Situationen stehen meist speziell adaptierte Nährlösungen zur Verfügung.)

Medikamentenzufuhr über Ernährungssonden

Ernährungssonden eignen sich für die Zufuhr von Medikamenten.

Tabletten müssen vor der Zufuhr zermörsert (pulverisiert) und in Flüssigkeit – Kochsalzlösung oder in abgekochtem Wasser – aufgelöst werden. **Kapseln** lassen sich oft öffnen, um dann ihren Inhalt in Lösung zu bringen. Unter Umständen gehen dabei allerdings Besonderheiten in der Art der Wirkstofffreisetzung, vor allem Retardierungseffekte (med.: verzögerte Wirkstoffaufnahme, verbunden mit verlängerter Wirkungszeit), verloren, und es können unerwünschte Dosisspitzen vorkommen. Weitaus problemloser lassen sich *flüssige Präparationen (Säfte, Tropfen)* über Sonden verabreichen. Eine Ausweichmöglichkeit, die eine bequeme Applikation mit sich bringt, stellen *Medikamentenzubereitungen für die parenterale Zufuhr* (also für eine „Spritzentherapie" konzipiert) dar, die über den Verdauungsapparat verabfolgt ebenfalls gut vertragen werden – doch benötigt man meist höhere Dosen als bei der parenteralen Anwendung (also mehr **Ampullen** als von der Spritzentherapie her gewohnt). Leider verteuert diese Art der Medikamentenzufuhr meist die Therapie. *Vor jeder Medikamentenanwendung muß die Sonde mit klarer Flüssigkeit (Wasser) freigespült werden; den einzelnen Medikamentengaben sind ebenfalls Spülvorgänge zwischengeschaltet; und ein Spülgang muß die Medikamentenzufuhr abschließen.* Nur so lassen sich unliebsame Sondenverlegungen vermeiden.

Überwachung einer künstlichen Ernährung

Zufuhrweg (Sonde und Sondeneintrittsstelle), Kreislauf- und Organfunktionen (Leber, Niere) sowie der Stoffwechsel

(Blutzuckerwerte) bedürfen bei der künstlichen Ernährung einer sorgfältigen Überwachung.
Dies ist ähnlich wie bei der parenteralen Ernährung, wenngleich die Zwischenschaltung der Resorptionsschranke des Darmes zufuhrbedingte Schwankungen des Gesundheitszustandes oft glättet. *Besonderes Augenmerk bei der künstlichen enteralen Ernährung gilt dem Stuhlverhalten* (meist der rechtzeitigen Erfassung von Durchfallsproblemen).

Vermeidung und Therapie von Stuhlgangsproblemen bei der künstlichen enteralen Ernährung

Diarrhöen (med.: Durchfälle) gelten als häufigstes Problem bei der künstlichen enteralen Ernährung.
Durchfälle lassen sich durch entsprechendes Vorgehen beim Aufbau einer künstlichen enteralen Ernährung oft vermeiden oder durch geeignete Maßnahmen beheben: Ein allmählicher Kostaufbau nimmt auf die nur langsam wiedererwachende Verdauungsleistung Rücksicht. Im Zweifel nimmt man die Ernährungsdosis wieder (um 500 ml) zurück und baut nach dem Sistieren (med.: Aufhören) von Durchfällen langsam (nur mehr in 250-ml-Schritten) erneut auf. Es bewährt sich häufig, in den ersten Tagen mit „vorverdauten" niedermolekularen Diäten zu arbeiten, die nur geringe Ansprüche an die Verdauungsfunktionen stellen. Bisweilen erweist sich dieser Weg auch als allein gangbar für die künstliche Ernährung, vor allem bei einer Sondenposition tief im Dünndarm. In den meisten anderen Fällen hingegen vertragen die Patienten nach einer kurzen Gewöhnungszeit – trotz der Mehranforderung an den Verdauungsapparat – die hochmolekularen Diäten besser, weil sie weniger Wasser in den Darm ziehen und ihn nicht überdehnen und so zur

beschleunigten Passage des Speisebreies reizen. In aller Regel, ganz besonders aber bei den niedermolekularen Diäten, führt eine langsame kontinuierliche Zufuhr zu einer besseren Nahrungsverträglichkeit. Schlackenreiche Kost bindet das Darmwasser natürlich und reguliert so den Stuhlgang. Reagiert ein Patient, statt mit gewünscht voluminösem, aber doch normal geformtem Stuhl auf den Schlackenzusatz mit Durchfällen, so lassen sich diese Diäten ja leicht ersetzen. Selbst hergestellte Sondenkost gibt die meisten Probleme auf. Nicht zuletzt läßt sich eine Verkeimung der Nahrung (ihre Kontamination) mit nachfolgenden Durchfallsproblemen oft nicht vermeiden. Diese Kostformen verschwinden daher mehr und mehr aus der künstlichen Ernährung. Darminfektionen treten bei den meist erheblich geschwächten Patienten, die einer künstlichen Ernährung bedürfen, gar nicht so selten auf. Hier gelten natürlich die gleichen Regeln von Diagnostik und Therapie wie bei Patienten mit natürlicher Ernährung. Auch an andere, nichternährungsabhängige Durchfallsprobleme sollte man denken: an antibiotikainduzierte Durchfälle (Durchfälle hervorgerufen durch Medikamente gegen Mikroorganismen), an Diarrhöen unter Zytostatika (Medikamente gegen bösartige Erkrankungen), unter einer Strahlentherapie, an andere Therapienebenwirkungen. Selten bleibt nur die Möglichkeit, die unter der künstlichen Ernährung überschießende Peristaltik (med.: Darmbewegung) medikamentös zu hemmen (Antidiarrhoika). *Weitaus weniger häufig tritt unter einer künstlichen enteralen Ernährung das Problem einer Obstipation (med.: Verstopfung) auf.*

Natürlich muß man sich von der Vorstellung freimachen, bei einer nahezu vollständig resorbierbaren Kost den „geregelten täglichen Stuhlgang" erwarten zu dürfen. Schlackenreiche Diäten erhöhen die Stuhlmenge. Nur gelegentlich bedarf es pflegerischer (Klistiere, Einläufe) oder medikamentöser Stuhlgangshilfen (Laxanzien) – wie sie andere Alte und Schwerkranke weitaus öfter benötigen.

Hygieneregeln bei der künstlichen enteralen Ernährung

Angebrochene Nährlösungen sollen sogleich verwendet oder verworfen werden.
Nährlösungen sollen nicht längere Zeit offen stehen. Sie können mit Mikroorganismen kontaminiert (lat.: *contaminare* = besudeln, verderben), verdorben und sauer werden (und dann Durchfälle und ernste Erkrankungen hervorrufen).
Nahrungsbehältnisse und Zuleitungssysteme sollen täglich gewechselt werden.
Auch hier besteht sonst die Gefahr einer Verunreinigung und einer bakteriellen Besiedlung mit nachfolgenden Infektionsproblemen.

Notizen

Notizen

Notizen

Ethische und rechtliche, psychologische und soziale Probleme bei der künstlichen Ernährung, bei der Pflege und Therapie Hochbetagter und Schwerstkranker

Aufklärungspflicht des Arztes

Wie für andere invasive Maßnahmen der Therapie, muß der Arzt den Patienten vor Eingriffen, die der künstlichen Ernährung dienen, aufklären über die *Art des Eingriffs,* über *Begründung* und *Zielsetzung* der Intervention, über mögliche *Risiken* und denkbare *Nebenwirkungen,* über mögliche *Alternativen* – und auch über die *ungünstigen Folgen einer Ablehnung oder Verzögerung oder Abwandlung* des vorgeschlagenen Behandlungsweges. Die Aufklärung darf sich um so knapper halten, je unabweislicher sich eine bestimmte Vorgehensweise aufdrängt, je mehr eine klinische Situation also Notfallcharakter annimmt. Die Aufklärung muß sich am Patienten, an seiner Erlebnis- und Verständnisweise orientieren. Informationsschriften können ein Aufklärungsgespräch, die unmittelbare Kommunikation zwischen Patient und Arzt, ergänzen, nicht aber ersetzen. Gespräch und ärztliche Zuwendung sollen eine Vertrauenbasis für den Behandlungsvertrag, für das gemeinsame Angehen der pflegerischen und gesundheitlichen Probleme des Patienten, schaffen.

Einverständnis zum Eingriff

Medizinische Eingriffe dürfen nur dann durchgeführt werden, wenn der Patient aufgrund einer ausreichenden Information sein *Einverständnis* dazu gegeben hat. (Andernfalls handelt es sich – nach juristischer Betrachtungsweise – um Körperverletzung!) Die Einverständniserklärung muß keineswegs unbedingt in schriftlicher Form (Unterschrift) erfolgen. (Viele Schwerkranke könnten Willenserklärungen solcher Art gar nicht mehr abgeben.) Doch vereinfachen schriftlich fixierte Einverständniserklärung (und schriftlich dokumentierte und vom Patienten abgezeichnete Information) die juristische Beurteilung der Situation. Daher dokumentiert man auch eine mündlich erfolgte Aufklärung bzw. eine mündliche Einverständniserklärung des Patienten – als Eintrag im Krankenblatt – und hält in dieser Aufzeichnung auch Zeugen dieses Kontraktes fest. So umständlich dies erscheinen mag – es dient dies doch dem Zweck, den Patienten als Person, als über sich selbst entscheidendes Subjekt, zu respektieren.

Nicht entscheidungsfähige Patienten

Besteht schon seit längerer Zeit eine solch schwerwiegende geistige Beeinträchtigung eines Patienten, daß er über seine Person keine Entscheidungen treffen kann, so hat häufig ein Gericht einen *Amtspfleger* (früher: Vormund) benannt, der an seiner statt über die ihm zugewiesenen Belange des *Pfleglings* (früher: Mündel) bestimmen muß, etwa über die Durchführung oder Unterlassung medizinischer Leistungen. (Für minderjährige Kinder fassen solche Entschlüsse die *Erziehungsberechtigten,* in der Regel also die Eltern.) Wurde eine Pflegschaft (wie zumeist bei Alterspatienten) nicht errichtet (oder läßt sich die zuständige Person in dringlichen Fällen nicht erreichen), so darf der Arzt nach seinem Wissen und seiner Verantwortung für den Patienten beschließen, d. h. er handelt – wie die Juristen sagen – legitimiert durch eine *mutmaßliche Einwilligung,* und er darf davon ausgehen, daß der Patient eine wohlüberlegte, medizinisch fundiert begründete Entscheidung mittrüge.

Einbeziehung der Angehörigen

Über Belange des Patienten, über seine Gesundheitsprobleme, darf gemäß der Verpflichtung zur Wahrung des *Patientengeheimnisses* (*Schweigepflicht* des Arztes und medizinischer Assistenzpersonen) zunächst nur mit diesem selbst gesprochen werden. Für gewöhnlich erteilt der Patient natürlich die Erlaubnis, auch nahe Verwandte oder andere Vertrauenspersonen zu informieren (und für den Fall einer mangelnden Beschlußfähigkeit des Kranken kann man wohl davon ausgehen, daß er gegen Mitteilungen an Angehörige keine Einwände erhoben hätte). Entsprechend bezieht man in der Regel gerade bei einem schwer beeinträchtigten Patienten die Angehörigen in medizinische und pflegerische Beschlußfindungen mit ein, vor allem, wenn invasive Maßnahmen anstehen, natürlich auch in die Planung einer Ernährungstherapie. Oft fördert es durchaus die Vertrauensbildung gegenüber dem – vielleicht unentschlossenen – Patienten und im Verhältnis zu den Angehörigen, wenn diese ihre Zustimmung zum geplanten Vorgehen sogar schriftlich erklären; doch kann streng genommen über einen Menschen kein anderer – wie über eine Sache – verfügen (und es sieht sich, wie bereits angesprochen, der Arzt beim nicht beschlußfähigen Patienten in die Pflicht genommen, ohne Auftrag im Sinne des Patienten zu handeln).

Behandlungspflicht

Als Richtschur jeder Beratung durch den Arzt und jeder ärztlichen Entscheidung dient seine Verpflichtung – abgeleitet aus der ärztlichen Ethik und festgelegt in den Formulierungen des Gesetzgebers – Schaden für Leib und Leben vom Patienten abzuwenden, seine Gesundung zu fördern, sein Leben zu erhalten und sein Leiden zu lindern. Dies beinhaltet den

Auftrag, lebensverlängernde Maßnahmen auch bei einem Schwerkranken zu ergreifen. Und dies bedeutet das strenge Verbot, das Leben des Patienten durch aktive Einwirkung (*aktive Euthanasie,* griech.: *thanatos* = Tod; mit der Vorsilbe: leichter, schöner Tod) oder durch Unterlassung einer medizinisch gebotenen Maßnahme *(passive Euthanasie)* zu verkürzen: Jeder Patient muß mit Gewißheit darauf vertrauen können, daß der Arzt ihn nicht als hoffnungslos oder „lebensunwert" aufgibt und abschiebt, sondern ihm Linderung und Schutz und Hilfe bringen will. Im Einzelfall recht abzuwägen zwischen den Pflichten, Schaden abzuwenden (also auf eine überaggressive, komplikationsträchtige Therapie zu verzichten), Leiden zu verhindern oder zu lindern, das Leben zu erhalten – und dem – mutmaßlichen – Willen des Patienten nachzukommen, erlegt eine schwere Verantwortung auf.

Sinn von Therapie und Pflege

Leben zu erhalten und Leiden zu verringern, gelten als die wesentlichen Zielsetzungen für Therapie und Pflege. Medizinische und pflegerische Maßnahmen verlieren nicht ihren Sinn, wenn sie einen Patienten nicht mehr heilen können; ärztliches, pflegerisches, helfendes Bemühen darf sich nicht anmaßen, Leiden und Tod besiegen und abschaffen zu können. Therapie und Pflege versuchen, eine Haltung der Solidarität mit den Kranken und Schwachen zu vermitteln, mit ihnen die Last von Alter, Krankheit, Leiden und Sterbenmüssen angehen und tragen zu wollen.

Menschenwürde

Die angesprochene Haltung der Solidarität schließt auch den Schwerstkranken, den Dahinsiechenden, den Pflegefall, auch den geistig beeinträchtigten, nicht aus. Kein Mensch darf uns so wertlos vorkommen, daß er unseres Bemühens um ihn als nicht mehr würdig erschiene. Entsprechend wird man keinem Menschen die Sorge um einfachste Grundbedürfnisse verweigern (die Basiselemente der Kranken- und Altenpflege): Er soll nicht in seinem Schmutz liegen müssen; er soll nicht verdursten und er soll nicht verhungern. In diesem Licht enthält die Versorgung mit Flüssigkeit und Nährstoffen weitaus mehr als nur den Aspekt, ein Fundament jeglicher Therapie abzugeben, sondern zeigt sich als einfachste, niemandem zu versagende menschliche Zuwendung.

Ängste des Patienten
bei ernährungstherapeutischen Eingriffen

Besorgnisse des Patienten bezüglich des technischen Ablaufs ernährungstherapeutischer Maßnahmen und etwaiger Probleme und Schwierigkeiten lassen sich zumeist im Gespräch klären, und viele Ängste und Mißverständnisse lassen sich ausräumen. Weitaus stärker – und oft unausgesprochen – bedrückt den Kranken, daß er mit einer Zustimmung zu Ernährungsinterventionen – insbesondere zu solchen, die eine künstliche Versorgung mit Nahrung und Flüssigkeit für eine lange Zeit absichern sollen – der Erkenntnis über die Schwere und Ernsthaftigkeit seiner gesundheitlichen Beeinträchtigung nicht mehr ausweichen kann und er sich größte Hilflosigkeit und ein weitgehendes Angewiesensein auf andere eingestehen muß. Er tritt in einen neuen, entscheidend anderen Lebensrahmen ein; er muß sich und seine Umwelt in gewandelter Weise sehen. Dies betrifft nicht nur seine gegenwärtige Situation, sondern schließt vor allem auch Sorgen um die Zukunft und um die Reaktion seiner sozialen Umgebung mit ein.

Ängste der Angehörigen
bei ernährungstherapeutischen Eingriffen

Für die Angehörigen stellen sich die Probleme angesichts einer anstehenden künstlichen Ernährung in ähnlicher Weise wie für den Patienten selbst. Auch hier lassen sich Bedenken zum technischen Ablauf therapeutischer Eingriffe meist am leichtesten ausräumen. Sich mit in die Beratung und Aufklärung des Kranken einbezogen und damit in eine gewisse Veranwortung genommen zu sehen, belastet Angehörige oft weitaus mehr. Wie für den Patienten bringen auch für die Angehörigen wichtige therapeutische Weichenstellungen oft eine jähe und bittere Einsicht mit sich, wie weit eine körperliche und oft auch geistige Beeinträchtigung doch schon fortgeschritten sei. Oft genug verlangt dies eine Umorientierung im Verhältnis zum Kranken, die Akzeptanz eines schweren Pflegeproblems, die Auseinandersetzung mit der Frage, ob und wie diese neue Situation im bisherigen Lebenskreis bewältigt werden könne oder ob der Kranke einmal anderweitig – in einem Pflegeheim – versorgt werden müsse und wie man darüber mit sich selbst und mit dem betroffenen Pflegebedürftigen ins reine kommen werde.

Bedenken der Ärzte bei ernährungstherapeutischen Eingriffen

Probleme, sich zu ernährungstherapeutischen Eingriffen durchzuringen, bestehen natürlich auch auf seiten der Ärzte. Stellung der Indikation und Risikoabwägung, Beratung von Patienten und Angehörigen und technische Durchführung belasten durchaus auch den Arzt – vielleicht sogar noch mehr, wenn er den Eingriff nicht selbst durchführen wird und er, da er andere fachliche Schwerpunktsetzungen getroffen hat, womöglich gar nicht unmittelbar Kenntnisse über den Ablauf solcher Maßnahmen besitzt. Und wie für Patienten und Angehörige Ernährungsinterventionen oft zu einer bitteren Einsicht in die Tragweite einer gesundheitlichen Behinderung zwingen, so beinhalten sie für den Arzt oft ein Eingeständnis seiner Hilflosigkeit gegenüber Alter und Krankheit und Hinfälligkeit und eine verzweifelte Abwehr des seine Kunst besiegenden Todes.

Bedenken der Pflegenden bei ernährungstherapeutischen Eingriffen

Jeder, der Hochtbetagte, Schwerkranke, Pflegebedürftige betreut, sieht sich immer wieder vor die Frage gestellt, ob seine Versuche der Hilfeleistung nicht nur Leid und aussichtsloses Ringen mit dem Tode verlängern, und in besonders unausweichlicher Weise konfrontiert sicher die Berufstätigkeit im Bereich der Alten- und Krankenpflege mit derartigen Zweifeln. Doch auch in andere Richtungen mögen Unsicherheit und Zweifel keimen (oder als vielleicht unausgesprochener Vorwurf gerade Angehörigen dieser Berufsgruppen entgegenschlagen): ob sich durch intensivere Zuwendung nicht doch dieses Stadium hilflosen Ausgeliefertseins noch wenden lasse.

Behandlung, Pflege und Betreuung von Alten und Kranken als neues soziales Problem

Im Lichte dieser Überlegungen stellen sich Alter und Krankheit, Pflegebedürftigkeit und Hilflosigkeit nicht nur als persönliches Schicksal und als individuelle Not dar, sondern als neues soziales Problem, als ein unvermeidlicher Aspekt unserer Bevölkerungsstruktur mit einem sich ausweitenden Altersgipfel, als ein neues Gesicht unserer „Seniorengesellschaft", durchaus als eine Kehrseite unseres technischen und medizinischen Fortschritts, als eine neue Aufgabe und Herausforderung für unsere Sozialgemeinschaft: Wenn wir gesundheitliche Schäden und Rückschläge und Krankheiten immer wieder besiegen wollen, um schließlich ein hohes Alter zu erreichen, so dürfen wir den Alten und Schwachen unsere Toleranz und unsere Hilfe nicht verweigern und sie nicht aus unserer Gesellschaft, aus unseren Pflichten, aus unserer Therapie und Medizin und aus unserem Leben ausstoßen.

Leben mit Alter, Krankheit und Tod

Alter, Krankheit und Tod und das Leid grenzen wir am liebsten aus unserem Leben aus. Und ein großer Teil unserer Abwehr gegen Pflege- und Therapiemaßnahmen bei Schwerkranken und Hilfsbedürftigen rührt von dieser Grundhaltung her. Ja, wir meinen gar, Schwäche und Hilflosigkeit beraubten uns unseres Menschseins. Wir vergessen leicht, daß wir unser Menschsein nur sehr vorläufig zu definieren vermögen: Die Fremdbestimmtheit eines Kindes erschiene uns auf das Leben eines reifen Erwachsenen angewandt unwürdig; die Hilflosigkeit von Kranken und Gebrechlichen, von Alten und Schwachen wirkt für den Menschen in der Blüte und in der vollen Entfaltung seines Daseins unerträglich. Doch sollten wir uns hüten, unsere augenblickliche Ansicht und Auffassung vom Leben in einen anderen hineinzulegen und vielleicht sogar unsere eigenen unbewältigten Ängste gegenüber Alter, Leiden und Tod abzuwehren, indem wir Pflege und Zuwendung den zutiefst Hilflosen versagen. Alter, Krankheit und Tod holen uns ein. (Und viele Philosophien und Weltauffassungen und Religionen verstehen den Menschen als ein zutiefst hilfsbedürftiges und erlösungsbedürftiges Wesen.) Wir mögen uns dagegen auflehnen und in unserem oft so erfolgreichen Bemühen immer wieder neu Hoffnung schöpfen; wir mögen lernen, unser Los tapfer zu tragen, wir mögen uns um die Tröstungen einer Weltanschauung bemühen und auf die Erlösungslehren der Religion vertrauen – doch das Leid aus unserem Leben auszusperren – vermögen wir dies? – Bieten wir denn wenigstens die kleinen Hilfen an von Wasser und Brot, die einfachste und natürliche Zuwendung, haben wir heute dafür auch neue – künstliche – Wege gefunden.

Literatur

Kretz F-J (Hrsg) (1989) Intensivmedizin für Krankenpflegeberufe. Thieme, Stuttgart New York

Hackl JM (1992) Leitfaden der parenteralen Ernährung. W. Zuckschwerdt, München Bern Wien New York

Höllwarth I, Schlag P (1990) Leitfaden der enteralen Ernährung. W. Kohlhammer, Stuttgart Berlin Köln

Kasper H (1987) Ernährungsmedizin und Diätetik. Urban & Schwarzenberg, München Wien Baltimore

Reichenberger S (1991) Internistische Funktionsaufgaben. Thieme, Stuttgart New York

Sachverzeichnis

C

D

G

H

I

J

K

T